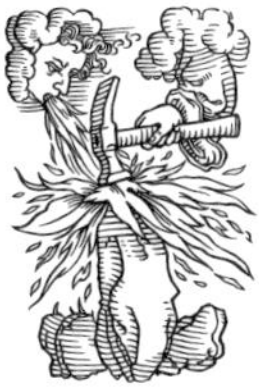

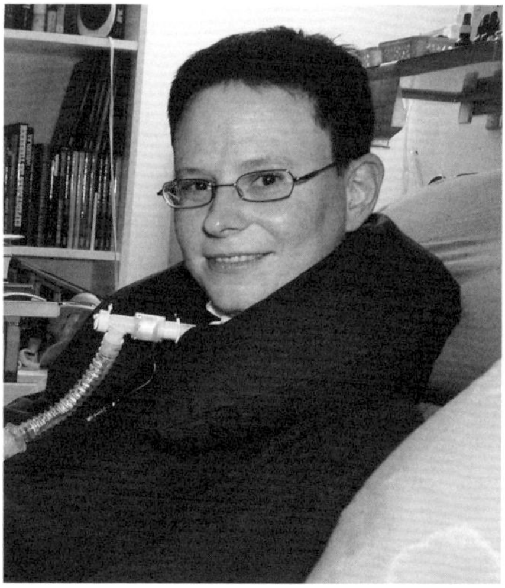

Gerhard Jenzer / Sonja Balmer

In der Überlebensfalle

Erfahrungen einer ALS-Patientin

Schwabe Verlag Basel

Abbildung Umschlag: Sonja Balmer, Straße nach Nirgendwo, 2001,
Öl auf Baumwolle, 80 x 100 cm, Privatbesitz (vgl. Abb. S. 43)

Lektorat: Marianne Wackernagel
Gesamtherstellung: Schwabe AG, Druckerei, Muttenz/Basel
Printed in Switzerland
ISBN 978-3-7965-2443-1

www.schwabe.ch

Inhaltsverzeichnis

Vorwort

Die amyotrophe Lateralsklerose (ALS) ist eine unheilbare neurologische Erkrankung, die in einem langsam fortschreitenden Prozess zu schwersten Behinderungen führt und tödlich endet.

Ist die Diagnose erfolgt, steht ein beschwerlicher Weg bevor, der sich durch lebenserhaltende Maßnahmen verlängern lässt. Wie weit diese Strecke beschritten werden soll, müssen die Betroffenen selbst entscheiden. Aber auch die Angehörigen sowie das ganze System von Medizin und Pflege werden auf eine harte Probe gestellt. Denn der personelle und logistische Aufwand ist immens und bezieht notwendig die Kostenträger in die Verantwortung mit ein.

In der Debatte über Erwartungen und Ansprüche Einzelner gegenüber der Allgemeinheit ist das Schicksal von Sonja Balmer geradezu exemplarisch, um über das Verhältnis zwischen Machbarem und Sinnvollem in der modernen Medizin nachzudenken. Die medizinischen, ethischen, sozialen und letztlich auch politischen Fragen, die sich in diesem Zusammenhang stellen, sind zahlreich.

Weit entfernt von der Absicht, einfache Lösungen vorzuschlagen, soll aus der Perspektive Sonja Balmers Diskussionsstoff präsentiert werden. Dieses Buch ist demnach kein medizinisches Sachbuch. Die erläuternden Darlegungen stammen zwar aus ärztlicher Perspektive, Kernstück ist jedoch der authentische Bericht einer vollständig Gelähmten, die in künstlicher Dauerbeatmung lebt. Es geht um ihre subjektive Erfahrung und die daraus gewonnenen Einsichten. Entstanden ist der Bericht im Verlauf weniger Monate.

Meine erste Begegnung mit Sonja Balmer ergab sich beruflich, und zwar stand sie damals gerade an einem ganz heiklen Wendepunkt. Nach jahrelanger Ungewissheit ging es nämlich um die entscheidende Frage, ob eine vorwiegend psychisch bedingte oder organneurologisch diagnostizierbare Erkrankung vorliege. Im Verlauf meiner nachfolgenden neurologischen Untersuchungen erhielt ich allmählich einen vertieften Einblick in ihre so besondere Lebenssituation. Mit der Zeit erwuchs eine gegenseitige Vertrautheit. Dabei wurde ich gewahr, wie ungewöhnlich bejahend Sonja Balmer mit ihrer zunehmenden Behinderung umging und wie sie angesichts der gesetzten negativen Vorzeichen unbändig schöpferisch blieb.

Die im Buch abgebildeten Gemälde Sonja Balmers sollen das in den Gesprächen Gesagte erweitern und wortlos sprechend Einblick in ihre Gedankenwelt geben.

Kritische Aussagen Sonja Balmers zu Betreuung und Pflege sind vorbehaltlos als konstruktiv zu betrachten. Sie richten sich weder an Einzelpersonen noch bestimmte Institutionen. Niemand weiß besser als sie selbst, wie außerordentlich hoch die Herausforderungen für alle Beteiligten sind, welche aus ihrem Schicksal erwachsen. Für die tagtäglich gewährte Hilfe ist sie überaus dankbar.

Mein großer Dank richtet sich an Thi San Lemp-Tran. Sie war bei all unseren Gesprächen als aufmerksame Zuhörerin dabei und hat sie schriftlich festgehalten. Durch ihre unermüdliche Mitwirkung hat sie zur unmissverständlichen Erfassung dessen, was uns Sonja Balmer mitteilen wollte, wesentlich beigetragen.

Gerhard Jenzer
Dr. med., Spezialarzt für Neurologie FMH

Gerhard Jenzer

ALS: Hintergründe und Begleitumstände

Die Krankheit ALS

Die amyotrophe oder amyotrophische Lateralsklerose, abgekürzt ALS, ist eine seltene, aber seit langem bekannte neurologische Erkrankung, die viele Namen trägt. So wird sie auch als myatrophe Lateralsklerose, Lou-Gehrig-Syndrom oder Charcot-Krankheit bezeichnet.

Neuere Forschungen haben gezeigt, dass ALS in zahlreichen Erscheinungsformen auftritt, zu nennen ist insbesondere die primäre Lateralsklerose (PLS). Unter Einbezug weiterer Varianten spricht man in Fachkreisen auch von Motor Neuron Disease (MND). Primär von der Krankheit betroffen sind demnach die Neuronen (Nervenzellen), die für die Muskulatur zuständig sind bzw. für die vom Hirn ausgehenden Steuerungssignale. Die Schädigung und schließlich der Untergang dieser motorischen Neuronen führt zur Unterbrechung der Impulsleitung und damit zum Schwund der dazugehörigen Muskelanteile. So kommt es zu mehr oder weniger langsam voranschreitenden Lähmungen, welche die Extremitäten, den Rumpf und den Nacken, die überlebenswichtige Atemmuskulatur sowie manchmal – und das ist besonders schwerwiegend – die zum Sprechen und Schlucken benötigten Muskeln betreffen. Zum typischen Bild gehört auch die als Spastizität bekannte Erhöhung der Muskelspannung.

Diese klassische Vorstellung, wonach ALS ausschließlich Motoneuronen und die zugehörigen Leitungsbahnen befällt, ist nach neuesten Erkenntnissen zu erweitern. Es ist nämlich davon auszugehen, dass im längeren Verlauf der Erkrankung weitere Bereiche des Nervensystems befallen werden, insbesondere Areale im Stirnhirn.

Obschon eine Unmenge einzelner Fakten über ALS vorliegt und täglich neue dazugewonnen werden, tappt man in Bezug auf die eigentlichen Ursachen der Erkrankung bislang noch völlig im Dunkeln. ALS ist nach gegenwärtigem

Stand der Erkenntnis vollends schicksalhaft, das heißt, sie kann durch das eigene Verhalten nicht beeinflusst werden – weder im Positiven noch im Negativen. Neue medikamentöse Behandlungsmethoden können den Krankheitsprozess zwar bis zu einem gewissen Grad bremsen, doch letztlich ist ALS bis heute unheilbar. Das führt dazu, dass Betroffene auf ihrem schweren Weg nicht selten in die Hände dubioser Heilsversprecher geraten und samt ihren Angehörigen schamlos ausgenutzt werden.

Es gibt Anzeichen dafür, dass sich die Krankheitsdauer derzeit tendenziell verlängert. Das könnte auf ein spontanes zyklisches Verhalten der Erkrankung hinweisen, bemessen über einen Zeitraum von Jahrzehnten, vielleicht sogar von Jahrhunderten. Diskutiert wird ein möglicher Zusammenhang mit Klimaveränderungen oder veränderten Lebensbedingungen. Forschungen zu diesem rätselhaften Phänomen sind in vollem Gang, ebenso intensiv wird nach Möglichkeiten einer ursächlichen Behandlung von ALS gesucht.

Gegenwärtig konzentrieren sich die Maßnahmen auf die Verbesserung der Lebensqualität und die Verhinderung von Komplikationen, die weniger der Erkrankung selbst als den Begleitumständen (künstliche Beatmung, Bettlägerigkeit usw.) anzulasten sind. Insgesamt dürfen die Fortschritte von Medizin und Pflege in diesem Bereich als sehr beeindruckend bezeichnet werden.

Die Diagnosestellung ist aufgrund des eindrücklichen Krankheitsbildes, namentlich im fortgeschrittenen Stadium, mit heutigen Methoden verhältnismäßig einfach. Sie sollte aber in jedem Fall den neurologischen Spezialisten überlassen werden. Gerade im frühen Stadium bleibt die Krankheit oft unerkannt oder werden die unklaren Symptome fehlgedeutet. Verwechslungsmöglichkeiten sind durchaus vorhanden, und ein leichtfertiger Umgang mit dem Verdikt ALS verbietet sich angesichts der düsteren Langzeitprognose.

Bei der körperlichen Untersuchung finden sich die typischen Zeichen von Muskelschwund und Lähmung. In elektrophysiologischen apparativen Messungen lässt sich der Befall motorischer Neuronen nachweisen, und in der Muskelbiopsie (Gewebsentnahme zur mikroskopischen Untersuchung) zeigt sich das Schwinden von Muskelanteilen. Bislang nicht verfügbar ist ein «biologischer Marker», der die Anwesenheit der Krankheit im Rahmen einer laborchemischen Untersuchung beweisen würde. Für eine vertiefte Auseinandersetzung mit den komplexen medizinischen Sachverhalten sei auf die umfangreiche Fachliteratur verwiesen; am Ende dieses Buches findet sich eine Zusammenstellung nützlicher Websites.

Die Betroffenen selbst wie auch ihre Angehörigen bekunden begreiflicherweise meist größte Mühe, die schicksalhafte Diagnose ALS anzunehmen.

Wahlmöglichkeiten

Dank der Fortschritte der modernen Medizin stehen die früher von vornherein verlorenen ALS-Patienten vor Wahlmöglichkeiten.

Je älter die Patienten bei Krankheitsausbruch sind, desto rascher entwickeln sich in der Regel die Lähmungen. So ist nicht selten schon zu Beginn die Zungen- und Schlundmuskulatur mit betroffen, was zu Schluckschwierigkeiten führt. Die Patienten drohen sich zu verschlucken, so dass die Atemwege blockiert werden (Aspiration); in der Folge kann es zu einer Lungenentzündung kommen. Indem zur künstlichen Ernährung eine Sonde mit Hilfe eines Endoskops durch die Bauchdecke direkt in den Magen gelegt wird (perkutane endoskopische Gastrostomie, PEG), kann diese tödliche Gefahr gebannt werden. Im weiteren Fortschreiten der Erkrankung wird auch die

Atemmuskulatur in Mitleidenschaft gezogen. Es muss künstlich beatmet werden. In beiden Fällen bedeutet dies den Eintritt in eine dauernde Abhängigkeit.

Wenn die übliche Form der künstlichen Beatmung nicht mehr ausreicht, steht der größte und schwerste Schritt zur Diskussion: die Tracheotomie (Luftröhrenschnitt). Dieser operative Eingriff stellt auf unbegrenzte Dauer eine ausreichende Beatmung sicher. Der Preis ist aber die Inkaufnahme einer aufwendigen Technologie und Betreuung, die extreme Ansprüche an das medizinische und pflegerische Personal stellen. Zugleich wird mit der Tracheotomie der höchste Grad an Abhängigkeit erreicht. Eine Umkehr auf diesem Weg, das heißt eine Aufhebung der Tracheotomie, ist technisch zwar problemlos möglich (und bei sonstigen medizinischen Gegebenheiten reine Routine, beispielsweise nach Ausheilen einer Unfallverletzung), doch im Fall von ALS wäre dies fast zwangsläufig das Todesurteil – und damit ein ethisches Dilemma.

Der Entscheid für die Tracheotomie ist bei ALS demnach so gut wie unwiderruflich. Er erfordert nicht nur umfassende Aufklärung, sondern auch das Einräumen einer ausreichenden Bedenkzeit. In dieser Grenzsituation wird das Dilemma des Machbaren in der modernen Medizin in ganzer Schärfe sichtbar – so auch im Fall von Sonja Balmer. Ihr Entschluss zur Tracheotomie erfolgte nach reiflicher Überlegung. Sie wollte unbedingt leben. Und dennoch befindet sie sich jetzt im Zweifel über die Richtigkeit ihrer Entscheidung. Denn die apparativ-technischen Aspekte eines Eingriffs wie der Tracheotomie können den Betroffenen zwar hinreichend erklärt werden, doch die Gesamtheit der Folgen, insbesondere das tagtägliche Erleben und Durchleiden einer solchen gleichermaßen lebensverlängernden wie unwiderruflichen Maßnahme, bleibt unvorhersehbar.

Wenn aber die Tracheotomie die einzige Möglichkeit ist, um weiterzuleben – wer von uns könnte sich dann zu einem Verzicht auf diese Maßnahme durchringen?

Mit einer Lähmungskrankheit leben und sterben

Ist die Diagnose ALS gesichert, setzt sich der Gedanke an das Ende des Lebens fest. Unbekannt bleibt allein die Länge der restlichen Wegstrecke – wohl eher eine Erleichterung als eine Erschwernis. Die felsenfeste Gewissheit, dass das eigene Leben einmal endet, gilt allerdings für jeden von uns, sei er krank, verletzt oder noch gesund. Die Leichtigkeit aber, mit der der Mensch im Allgemeinen die Endlichkeit seines Schicksals von sich schiebt, ist erstaunlich. Das gilt nicht mehr für ALS-Betroffene. Die Zeit des Verdrängens ist für sie vorbei. Am ehesten ist ihre Situation mit derjenigen von Krebspatienten vergleichbar. Doch zeigt sich bei ALS ein Verlauf, der in seiner unerbittlichen Dramaturgie einmalig ist.

Mit Blick auf das konkrete Schicksal Sonja Balmers lassen sich zwei Besonderheiten herausschälen: zum einen der sich nun schon über Jahrzehnte hinziehende Krankheitsprozess, zum anderen die Abwesenheit eines eigentlichen Krankheitsgefühls. Denn das Außergewöhnliche an ALS ist, dass keine lebenswichtigen Organe befallen sind und die Betroffenen nur wenig an der Krankheit selbst leiden (wenn, dann leiden sie hauptsächlich an den Komplikationen), dass sie aber immer mehr Möglichkeiten des eigenen Handelns einbüssen, bis sie irgendwann bei vollem Bewusstsein in ihrem «untergegangenen» Körper eingeschlossen sind. Als Extremfall der völligen Isolation bei klarem Bewusstsein, einzig noch mit einer Verständigung über Augenblinzeln, kennen wir das Locked-in-Syndrom. Im Unterschied zu diesem abrupt und gänzlich unvorbereitet eintretenden Zustandsbild gewährt die schrittweise Verminderung der Muskelfunktion bei ALS eine lange Frist für entsprechende Anpassungen. Es ergibt sich somit ein qualvoller Widerspruch zwischen subjektiver Lebensbejahung und objektiver Schwerstbehinderung.

Dieser Widerspruch wird durch die Möglichkeiten der modernen Medizin in sein Extrem getrieben. Trotz allmählich fortschreitender Muskellähmungen, die schließlich in die vollständige Bewegungsunfähigkeit führen und jedes Sprechen, Essen und Atmen aus eigener Kraft verunmöglichen, kann heute dank hochentwickelter Techniken das Leben der Betroffenen fast beliebig verlängert werden. Künstliche Beatmung. Künstliche Ernährung. Kommunikation mit technischer Hilfe. War früher, wenn die Atemmuskulatur versagte, der Erstickungstod unausweichlich, kann sich der Sterbeprozess mittlerweile jahrzehntelang hinziehen. Und das alles bei voll erhaltener Persönlichkeit und uneingeschränktem Denkvermögen.

Schließlich werden ALS-Betroffene zu vollständig muskelgelähmten Wesen. Es verbleibt ein denkender und fühlender Kopf, der bis zu der zu erwartenden, naturgemäßen Grenze eines Menschenlebens existieren kann. Welche intellektuellen Leistungen in einem solchen Zustand dennoch möglich sind, zeigt das Beispiel des bekannten Physikers Stephen Hawking. Möglich aber geworden ist diese «künstliche» Form des Menschseins erst durch die schwindelerregenden Fortschritte von Wissenschaft und Technik.

Künstliches Leben

Die Lage von Sonja Balmer ist außergewöhnlich. Ihre Krankheit führte sie in einem langsam voranschreitenden Prozess, der immer hinreichend Gelegenheit zum Überdenken bot, in die totale Abhängigkeit von einer hochspezialisierten Medizin. Jeder Schritt geschah dabei in voller Absicht – getragen vom Wunsch, das eigene Leben zu erhalten.

Dank der medizinischen Fortschritte der letzten Jahrzehnte sind wir mittlerweile gewohnt, dass Verunfallte oder akut Erkrankte, mit oder ohne Bewusstseinsstörung, selbst unter extremen Bedingungen am Leben erhalten werden. Die aus dem Nichts getroffenen Patienten können oft nicht mehr über die zu treffenden Maßnahmen mit entscheiden. In solchen Grenzsituationen ist der vom Altertum her bekannte ärztliche Auftrag wegleitend, auf den mutmaßlichen Willen des Betroffenen abzustellen. Falls vorhanden, wird auf eine Patientenverfügung zurückgegriffen. Doch bleibt im konkreten Fall auch dann ein Interpretationsspielraum.

Sonja Balmer dagegen hatte alle Zeit der Welt, um sich für oder gegen lebensverlängernde Maßnahmen zu entscheiden. Eine extrem schwierige und schmerzhafte Aufgabe. Sie musste sich viele Ratschläge anhören, letztlich aber selbst die Verantwortung für ihre Wahl übernehmen. Sie hat schließlich ja gesagt und geht nun auf dem gewählten Pfad – im Wissen, dass sich ihre Muskelschwäche unaufhaltsam verschlimmern wird. So wurde sie zu einer einsamen Wanderin auf einem immer schmaler werdenden Grat. Am Ende wartet der Tod. Das Paradox ihrer Krankheit ist die Allgegenwärtigkeit des Zerfalls bei gleichzeitiger Unkenntnis, wie viele Monate, Jahre, ja vielleicht Jahrzehnte der unausweichliche Endpunkt auf sich warten lässt. Sonja Balmer ist eine Langzeitsterbende.

Die Vorstellung, infolge eines banalen technischen Versagens aus dem Leben gerissen zu werden, ist uns Menschen der Moderne irgendwie vertraut. Aber eine Fahrt auf der Autobahn, eine Flugreise oder eine Kletterpartie sind befristet. Selbst die hochkomplizierten Vorkehrungen zur Lebenserhaltung während einer Herzoperation oder nach einem Unfall sind für uns alle selbstverständlich und wünschbar. Der medizinischen Intervention folgen die gesundheitliche Wiederherstellung und die Entlassung in eine zurückgewonnene Unabhängigkeit. Das gilt nicht für Sonja Balmer. Sie hat sich für immer an den seidenen Faden einer Hightech-Medizin geknüpft. Hätte man ihr diesen nicht reichen können und hätte sie ihn nicht ergriffen, wäre sie schon längst nicht mehr unter uns.

Im Alltag zeigt sich diese Wirklichkeit als ein komplexes System, genau betrachtet als eine Welt für sich, als ein fortwährend sich weiter verzweigendes Zusammenspiel von Medizintechnik und Mensch. Der Faden des Lebens hält, solange nichts Unberechenbares den Lauf der Dinge entscheidet. Die fragilen technischen Aspekte sind hier selbst aber kein Thema. Darum kümmern sich Forscher, Ingenieure, Techniker, Pharmazeuten, Ärzte und Anwender. Den Betroffenen bleibt nur das unbedingte Vertrauen in das medizinisch grundsätzlich Realisierbare.

Anders ist es mit dem menschlichen Verhalten. Dieses erweist sich immer wieder als das Unbekannte, das Unwägbare, sei es auf gesellschaftlicher Ebene oder im konkreten Umgang mit medizinischen und pflegerischen Maßnahmen. In diesem vielstimmigen Chor ist Sonja Balmer sowohl Mitspielerin als auch Zuhörerin. Zwar kann man sich darauf berufen, dass sie diese Doppelrolle ja freiwillig angenommen habe. Doch im gleichen Atemzug ist zu betonen, dass sie ihr Schicksal letztlich nicht gewählt hat. Angesichts der Tragik des Geschehens ist beherzte Parteinahme selbstverständlich, verpflichtet aber auch zu aufmerksamem Hinschauen. Unsere Augen sollten weit aufgehen, unsere Empfindungen aber schließlich in eine vernünftige Urteilsbildung einfließen.

In den Gesprächen mit Sonja Balmer werden Aspekte aus unterschiedlichsten Bereichen thematisiert: Medizin und Pflege, Soziales, Rechtliches, Psychologie, Ethik und Theologie. Einiges von dem, was sie berichtet, mag annehmbar erscheinen, anderes mag befremden oder unseren Widerspruch erwecken; von Mängeln, Fehlern und eigentlichen Missständen ist ebenfalls die Rede. Doch wenn Sonja Balmer Kritik äußert, bleibt sie immer auch selbstkritisch. Und weshalb sollte sie jetzt noch schweigen und auf ihren stets nur gut gemeinten Beitrag verzichten? Sie hat das Ziel schon vor Augen, und ihr Blick ist geschärft vom Leiden. In aller Offenheit spricht sie über sich und alle Mitspieler. Das Bild, das sie entwirft, ist aber weit entfernt vom Anspruch auf eine belehrende Gesamtschau, vielmehr schenkt sie uns einen Einblick in eine ebenso unbekannte wie abgeschiedene Welt. Sonja Balmer will keine abgegriffene Toleranz gegenüber ihren Äußerungen, auch kein gleichgültiges Dulden ihrer Situation. Ihr geht es um die schonungslose Auseinandersetzung in einem Grenzbereich von Leben und Sterben. Gefordert werden mitfühlendes Denken und letztlich – und das ist entscheidend – verantwortungsvolles Mittragen der nicht abweisbaren Aufgaben. Was Sonja Balmers persönliche Einsichten bedeuten und zu bewirken vermögen, ist nicht absehbar. Doch bleibt ihr die Zuversicht auf kritische Würdigung und weiterführende Diskussion.

Die moderne Medizin schafft Fakten, die sich nicht allein mit theoretisierenden Abhandlungen bewältigen lassen. So unerlässlich Objektivierungsprozesse auch sind, gewähren sie in konkreten Situationen doch keine zuverlässigen Schlüsse. Die Vielzahl aller gleichzeitigen Ein- und Auswirkungen sammelt sich nirgendwo sonst als in der subjektiven Erlebniswelt der Betroffenen. Hier liegt der eigentliche Schatz an Erfahrungen und Einsichten verborgen. Der Beitrag Sonja Balmers ist in diesem subjektiven Sinn gebührend anzuerkennen.

Diese Schau nach innen wird somit zu einer Orientierungshilfe für vergleichbare und immer häufiger werdende Patientenschicksale. Zu wünschen ist, dass andere Darstellungen Betroffener das Bild vervollständigen oder, wo nötig, korrigieren. Nur so kann es gelingen, den bedenklichen Unzulänglichkeiten im Umgang mit Langzeitsterbenden entschlossen zu begegnen.

Für das Verständnis des außergewöhnlichen Berichts sind einige Erläuterungen unerlässlich. Man stelle sich vor, dass die junge, schöpferisch begabte und lebensfrohe Patientin Sonja Balmer vermutlich noch vor einem Jahrzehnt mit größter Wahrscheinlichkeit keine langfristige Überlebenschance gehabt hätte. Heute verfügen wir über Mittel und Wege, um die unentbehrlichen Grundfunktionen von Atmung und Ernährung in einem nahezu perfekten Maß künstlich zu erhalten. Damit ist ein noch bis vor kurzem unvorstellbares Ziel erreicht worden.

Nach Überwindung dieser Klippe folgen jedoch weitere Hemmnisse. Behandlungen verursachen Kosten. Im Fall von Sonja Balmer sind die Beträge enorm und aus der eigenen Tasche kaum je zu begleichen. So müssen aus einem sprudelnden Überfluss und einem Wirrwarr von therapeutischen, pflegerischen und die Lebensqualität verbessernden Angeboten jene Leistungen bestimmt werden, die von der Allgemeinheit (unseren sozialen Institutionen) zu tragen sind. Damit gerät die Betroffene in eine weitere Form der Abhängigkeit. Gesellschaftlich aber entsteht die Notwendigkeit, über die sozioökonomischen Folgen dieses «künstlichen» Weiterlebens auf unbestimmte Zeit nachzudenken. Die bisherige Auffassung, dass Leben um jeden Preis zu erhalten ist, scheint ihre Gültigkeit zu verlieren, das Tabu der unverzichtbaren Würde in allen Lebensphasen in Frage gestellt. Im Brennpunkt steht das Ringen um Lösungen in Bezug auf die immer weiter auseinanderklaffende Lücke zwischen Lebensverlängerung und Lebensqualität. In diesem Zusammenhang sei angemerkt, dass nach neuen Studien rund die Hälfte der Neunzig- bis Hundertjährigen an Demenz und damit an Einbussen typisch menschlicher Merkmale leidet.

Sonja Balmer, die sich im Vollbesitz ihrer geistigen Kräfte befindet, gerät somit in eine fast unerträgliche Daumenschraube. Ihr Recht auf Selbstbestimmung kontrastiert mit der medizinisch-technischen und finanziellen Abhängigkeit. Die Brisanz dieser Problematik darf nicht ausgeblendet, aber auch nicht weiter erhöht werden. Doch kommt man nicht umhin, weder als Betroffene noch als Mitbeteiligte, über den Stellenwert der Lebensqualität nachzudenken.

Sonja Balmers Lage unterscheidet sich wesentlich von der eines akut Kranken, der das Krankenhaus in wenigen Tagen verlassen darf, oder auch eines Schwerstkranken, der ohne Aussicht auf Überleben ist. Auch pflegeabhängige chronisch Kranke sind nicht wirklich mit ALS-Patienten vergleichbar. Insbesondere die Abwesenheit eines spezifischen Krankheitsgefühls bei gleichzeitiger totaler Abhängigkeit bzw. totalem Verlust der Handlungsfreiheit ist ebenso einmalig wie dramatisch – und das, um es zu wiederholen, über Jahre, vielleicht Jahrzehnte.

Die Erwartungen, Bedürfnisse und Ansprüche einer derart aufwendig betreuten Patientin müssen sehr nuanciert betrachtet werden. Besonderes Augenmerk verdienen die an der Betreuung beteiligten Personen. Professionelle Betreuung heißt immer auch Bewältigung von Routine und bleibt stete Herausforderung. Wahre Könnerschaft beweist sich aber in der Krise und in der Fähigkeit, aus Fehlern zu lernen. Etwas verschütteter Kaffee während eines

Flugs wird dem Kabinenpersonal nach einer höflichen, ja vielleicht sogar humorvollen Entschuldigung sicher gerne verziehen. Anders liegt der Fall bei völlig hilflosen Menschen wie Sonja Balmer, die mittels komplizierter Apparaturen am Leben erhalten werden. Kleine Missgeschicke der Betreuenden sind hier zu gravierend, um sie mit etwas Nonchalance auszubügeln. Was es braucht, sind maximale Anstrengungen.

Nicht sein darf es, dass «normale» Ansprüche der Betroffenen immer wieder von neuem durchgesetzt werden müssen. Doch ist es genauso unsinnig zu glauben, dass das medizinische und pflegerische Leistungsangebot sich von Beginn an mit den Bedürfnissen der Betroffenen deckt. So sind fortlaufend Absprachen unabdingbar, wobei der Grundsatz, dass die Einrichtungen den Menschen zu dienen haben und nicht die Menschen den Einrichtungen, nie ins Wanken geraten darf. Gefragt sind konstruktive Lösungen, die den extrem ungleich verteilten Kräfteverhältnissen zwischen hilflosen Betreuten und professionellen Betreuern angemessen Rechnung tragen.

Die Schwierigkeiten in der Arbeit der professionellen Betreuer, insbesondere der Pflegenden, dürfen aber nicht unterschätzt werden. Die Anforderungen bei der Pflege von Langzeitbeatmeten mit klarem Bewusstsein, die eine optimale Lebensqualität erwarten und auch durch ihre Mitsprache zu beeinflussen vermögen, sind außerordentlich hoch. Abgesehen von fachlichem Können, nie abreißender Aufmerksamkeit und Hilfsbereitschaft sollten die Betreuenden immer auch noch liebevolle Zuwendung aufbringen. Dabei kann es durchaus vorkommen, dass sie immer wieder in Abständen von wenigen Minuten hilfsbereit sein müssen, was erheblich belastet und ungewöhnlich viel Geduld abverlangt. Allen Kriterien jederzeit zu genügen entspricht einer unmöglichen Forderung. Gelegentliche und kleinere Fehler müssen auch den professionellen Betreuern zugestanden werden.

Wer vor der Entscheidung steht, sich in vollständige Pflegeabhängigkeit zu begeben, sollte mit bedenken, dass Pflege nie frei von Mängeln sein kann. Wie sonst überall geht es auch hier um die Frage des Maßes. Die Grenzen des Tragbaren sollten aber immer den spezifischen Gegebenheiten angepasst werden – und das in einem nie abschließenden Dialog zwischen Betreuten und Pflegenden.

Die Errungenschaft des künstlichen Lebens verdanken wir unserem kulturellen Fortschritt. Die Entwicklung im sozialen Bereich sollte damit fortwährend in Übereinstimmung gebracht werden und darf schon gar nicht zurückbleiben. Es gilt, das Erreichte stets kritisch zu überprüfen und den sich stetig wandelnden Bedürfnissen anzupassen. Zwischen dem Machbaren und dem Sinnvollen liegt eine weite Kluft, die sich kaum je restlos schließen lässt. Die leidvollen Erfahrungen von Sonja Balmer, die nicht nur auf einen langen Krankheitsprozess zurückblickt, sondern auch bereit ist, darüber schonungslos zu berichten, können auf dem schwierigen Weg zu gesellschaftlich akzeptablen Lösungen einen wertvollen Beitrag leisten.

Nie mehr daheim

Ein Daheim bedeutet Rückzug aus der äußeren Betriebsamkeit in die Geborgenheit einer eigenen, selbst gewählten und geschaffenen Welt. Am anderen Ende der Skala steht das Bedürfnis nach gesellschaftlicher Teilnahme.

Auch Sonja Balmer kann keines von beiden entbehren. Auf der einen Seite verspürt sie einen zunehmenden Wunsch nach Ruhe. Sie will sich in aller Stille vorbereiten auf ihre letzte Lebensphase. Auf der anderen Seite braucht sie die Nähe von Freunden und Bekannten. Eine totale Isolation wäre mörderisch. So ist die Tatsache, auf immer «zu Hause» gefangen zu sein, für sie nur schwer zu akzeptieren.

Die unfreiwillige Gebundenheit an einen Ort erfordert eine neue Gestaltung der zwischenmenschlichen Kontakte. Sonja Balmer wird nie mehr jemanden besuchen können. Wer sie sehen will, muss zu ihr hingehen. So entsteht das Szenario einer – wenn auch sehr bescheidenen – «Hofhaltung». Um sie sammeln sich die verschiedensten Menschen – in einer eigenartigen Mischung von Vertraulichkeit und Öffentlichkeit. Die Pflegeinstitution ist stets präsent, und doch unterscheiden sich Besuche bei Sonja Balmer von üblichen Krankenbesuchen, da sie nicht fortwährend schwerkrank darniederliegt, sondern bisweilen recht munter ist. Dieses erst durch die moderne Medizin möglich gewordene unkonventionelle Modell des Zusammenlebens ist für alle Beteiligten gleichermaßen gewöhnungsbedürftig.

Für Gesunde kaum vorstellbar ist die im Fall von Sonja Balmer unumgängliche Aufhebung der Privatsphäre. Dies betrifft nicht nur eine kaum mehr überschaubare Menge medizinischer und sonstiger Daten, sondern auch den persönlichen Bereich, angefangen von Banalitäten bis hin zum Intimen. Im Milieu der totalen medizinisch-technischen und personellen Abhängigkeit ist es praktisch nicht mehr möglich, wirklich allein zu sein. Diese äußerste Distanzlosigkeit birgt immer wieder die Gefahr von Fehlverhalten und sogar Übergriffen. Auch hier gilt es, im Sinne einer Prophylaxe, genau hinzuschauen.

Was es bedeutet, keine Privatsphäre mehr zu haben, ist für Gesunde, die oft leichtfertig davon ausgehen, dass die Krankheit schon gefügig und duldsam mache, kaum zu ermessen. Damit sind aber die Folgen der medizinisch-technischen Errungenschaften – die zugleich, um es nicht zu vergessen, einziger Garant sind fürs Überleben – noch nicht zu Ende gedacht, sondern erst angedeutet.

Sonja Balmer hat trotz aller Einschränkungen vom Leben in einer eigenen Wohnung geträumt. Dafür war sie bereit, alle verfügbaren medizinischen Maßnahmen einzusetzen und die damit verbundenen Risiken und Schmerzen in Kauf zu nehmen. Tatsächlich ging dieser Traum dank der Tracheotomie für genau ein Jahr in Erfüllung und brachte ihr einen großen Gewinn an Lebensqualität. Wie kurz dieses relativ selbständige Leben für sie auch war, dass es überhaupt möglich wurde, ist als erstaunlicher Erfolg zu werten.

Rückblickend ist allerdings festzustellen, dass mit dem bewussten Entscheid zur Tracheotomie ein Weg eingeschlagen worden ist, der nun zu einer «Falle» zu werden droht. Das Voranschreiten der Krankheit hat mittlerweile den dauernden Verbleib in einem spezialisierten, professionellen Umfeld unerlässlich gemacht. So ist aus der gewünschten Selbständigkeit eine endgültige Abhängigkeit geworden – aus dem Traum ein Alptraum?

Heute kommt Sonja Balmer nur mehr schwer mit dieser totalen Abhängigkeit zurecht. Unstimmigkeiten in ihrem Umfeld erweisen sich als kaum zu bewältigende Herausforderung. Sie ist jetzt, wie sie es selbst formuliert, «auf der Flucht». Ausweichmöglichkeiten gibt es aber kaum noch. Es sei denn – und das wird ihr teilweise sogar nahegelegt – in Institutionen, die den zum Weiterleben nötigen Spitzenstandard nicht zu gewährleisten vermögen. Die real existierende Alternative heißt also Tod.

Einen Raum erhellen

Sonja Balmers Lebenswelt ist eigenartig entrückt. Vieles ereignet sich in inneren Räumen, die nur sie allein erhellen kann. Davon gibt sie uns Außenstehenden Bericht. Dieses Panorama ist zwangsläufig subjektiv und geprägt von sich unablässig wandelnden Eindrücken. Manches mag unausgesprochen bleiben, anderes ist vielleicht zu stark akzentuiert. Doch gibt es keine andere Brücke zwischen innen und außen, zwischen subjektivem Erleben und Tatsächlichem. Und so braucht es hier einen Vorschuss an Vertrauen. Nur wer sich wirklich auf das Gesagte einlässt, kann sich ein eigenes Bild machen.

So ungewöhnlich wie der Bericht Sonja Balmers ist auch die Art seiner Entstehung. Der Ort unserer Gespräche wechselte abhängig von den medizinischen Notwendigkeiten – vom Betreuungsheim in die Spezialklinik und wieder zurück. Nur eines bleibt: Sonja Balmer ist pausenlos an das Bett und ihre Apparaturen gefesselt. Das eine Mal befinden wir uns in einem Zimmer, das man als sehr wohnlich bezeichnen kann. Wände und Decke sind nach Anweisungen von Sonja Balmer mit farbigen Sternen dekoriert, zu Füssen des Bettes steht ein Aquarium. Der Raum hat etwas Festliches, ruft aber auch den Gedanken an einen Nachthimmel wach. Das andere Mal arbeiten wir in einem größeren Raum mit allen notwendigen Wandanschlüssen für medizinisch-technische Bedürfnisse. Hier wäre Platz für mehrere Betten. Die Stationsleiterin hat aber dafür gesorgt, dass wir für die Dauer der Gespräche unter uns bleiben. Vor uns liegt ein malerischer See. Wegen einer Brüstung ist er vom Bett aus nicht zu sehen, doch Sonja Balmer weiß, dass er da ist. Ihre Beine kann sie geringfügig bewegen, etwas kräftiger noch die Arme. Die Finger sind noch so geschickt, dass sie elektronische Kleingeräte aus eigener Kraft bedienen kann. Dagegen wird ihr Kopf dauernd von einem wulstigen Kragen gestützt. Die schwache Nackenmuskulatur kommt nicht mehr gegen die Schwerkraft an. Sonja Balmer wirkt aber alles andere als hilflos. Ihre Mimik überspielt, ja überstrahlt geradezu diese Einschränkungen. Ihre innere Kraft und Fröhlichkeit wirken auf Außenstehende beinahe schon befremdlich.

Wir sitzen einander zu dritt gegenüber. Sonja Balmers Atemstrom verläuft durch einen gerippten Plastikschlauch in die Trachealkanüle. Da verbleibt kein Stimmdruck. Sie artikuliert tonlos. Angestrengt und bisweilen vornübergebeugt folgen wir ihren Worten, lesen sie von ihren Lippen. Fragen und Antworten, Gegenfragen und spontanes Erzählen wechseln sich ab. Was wir erfassen, gelangt mit großer Schreibgeschwindigkeit ins Notebook. Einzelne Sätze werden von Sonja Balmer oft mehrmals wiederholt, bis sie unmissverständlich sind. Hin und wieder kommen Betreuende vorbei. Ihre Anwesenheit ist hilfreich, weil sie durch den täglichen Umgang geübt sind und manches besser verstehen. Fertige Formulierungen werden schließlich vorgelesen, damit Sonja Balmer sie bestätigen oder berichtigen kann. Nach etwas mehr als zwei Stunden sind wir alle drei erschöpft. So treffen wir uns während gut zwei Monaten in Abständen von ein bis zwei Wochen. Sonja Balmer ist von unserem gemeinsamen Vorhaben begeistert. Sie freut sich jedes Mal auf den Besuch und die Gelegenheit, sich mitzuteilen. Ihr liegt viel an diesem Bericht aus ihrer entrückten Welt, und so gibt sie uns das sichere Gefühl, dass wir uns wegen der großen körperlichen Anstrengungen, die diese Art der Protokollierung fordert, keine Vorwürfe zu machen brauchen.

Die Verständigung geschieht in einer Grenzsituation. Wir wollen keinem Drehbuch folgen und dennoch ohne Einbusse an Genauigkeit einen Zusammenhang herstellen. Auf Nuancierungen wird sorgfältig geachtet. Einzelne Punkte werden wiederholt angesprochen. Doppelt genäht könnte man sagen. Zuweilen sind Sonja Balmers Ansichten, wie nicht anders zu erwarten, auch veränderlich, ohne aber gänzlich widersprüchlich zu werden. Für das Buch haben wir die Aussagen thematisch gegliedert. Das Protokollierte wird von Sonja Balmer nochmals sorgfältig ge-

gengelesen und autorisiert. Dabei beziehen sich sämtliche Äußerungen auf die Situation zum Zeitpunkt des jeweiligen Gesprächs. Seither ist Sonja Balmer umgezogen, und das Erscheinungsbild ihrer Erkrankung erwies sich weiterhin als wechselhaft, dementsprechend schwankte die Einschätzung ihrer Befindlichkeit. Dieser Text dokumentiert indessen ein bestimmtes Zeitfenster. In dieser Authentizität liegt sein Wert. Er ist das Zeugnis einer in Lähmung Gefangenen, die mit letzter Kraft über ihre Erfahrungen und Einsichten spricht.

Zum Licht gehört Schatten. Das gilt auch für die in diesem Bericht vorkommenden Personen und Institutionen, die Sonja Balmer auf ihrem Leidensweg begleitet, unterstützt, bisweilen aber auch enttäuscht oder sogar beeinträchtigt haben. Ihre Kritik ist jedoch fern von jeder persönlichen Abrechnung. Tadel wie auch Lob sollen als Beitrag zu künftigen Verbesserungen im Umgang mit Langzeitsterbenden verstanden werden.

Qualvoller Zwiespalt als Folge des Machbaren

Sonja Balmer weiß, dass sie sich auf die medizinische Hilfe verlassen kann – vielleicht sogar zu sehr. Denn bei Einsatz aller Mittel dürfte es für sie in absehbarer Zeit kein Sterben geben. Darf sie oder muss sie leben? Diese zwiespältige Frage wird zum ständigen Begleiter ihres Lebens unter den Bedingungen der modernen Medizin. Das schafft neues Leiden. Sie will sterben, um nicht mehr leben, und leben, um nicht sterben zu müssen. Das Dilemma könnte nicht größer sein. Und so schwankt Sonja Balmer zwischen diesen maximalen Polen, zwischen Leben und Tod, und wechselt dazu immer wieder ihre Ansichten. Was gedanklich einfach nachzuvollziehen ist, ist im Alltag qualvoll – sowohl für sie selbst als auch für ihre Mitmenschen. Und so kontrastiert der von der Vernunft getragene Wunsch, das unaufhörliche Leiden zu beenden, mit der panischen Angst in Todesnähe, die sie mit letzter Anstrengung um das Überleben kämpfen lässt.

Kaum ist eine Krise überwunden, bricht der Konflikt von neuem auf. Leitend ist die Frage nach der Lebensqualität und damit auch die Art und Weise der Betreuung bzw. des subjektiven Erlebens davon. Belastende Vorkommnisse, unumgängliche wie zu vermeidende, lösen bei Sonja Balmer mehr und mehr tiefste Verzweiflung aus. Dazu kommen schwere Selbstvorwürfe durch das Wissen, mit diesem ambivalenten Verhalten der Umgebung eine große, ja vielleicht zu große Last aufzubürden.

Gibt es einen Ausweg? Liegt die Verantwortung allein bei Sonja Balmer und ihrer vielleicht schwierigen Persönlichkeit? Hier muss man sich in Erinnerung rufen, dass der Grund des nicht endenden Dilemmas in der modernen Medizin selbst zu suchen ist. Sie hat Sonja Balmer erst vor die grausame Wahl zwischen schnellem Tod und fast beliebig verlängerbarem Leben gestellt. Die Auseinandersetzung mit den Folgen dieser Möglichkeit eines künstlichen Lebens hat eben erst begonnen. Vorläufig kann nur auf die schwere innere Zerrissenheit von Langzeitsterbenden im Spannungsfeld von Machbarem und Lebensqualität hingewiesen werden.

Wir alle kennen das unheimliche Gefühl, wenn auf langer Wanderung Zweifel über die Richtigkeit des eingeschlagenen Wegs auftreten. So geht es Sonja Balmer in ihrer existentiellen Not. Sie hat sich für das Weiterleben entschieden, für das Ausgeliefertsein an Technik und Pflege. In dieser totalen Abhängigkeit können selbst kleinste Reibereien zu nur noch schwer verkraftbaren Belastungen werden. Man wird «dünnhäutig», wie Sonja Balmer sagt. Diese Dünnhäutigkeit ist wohl weniger Ausdruck einer Schwäche als die notwendige Folge eines künstlich aufrechterhaltenen Lebens. Und so muss an dieser Stelle eindringlich dafür plädiert werden, dass man angesichts der fortschreitenden Möglichkeiten der Medizin die damit verbundenen Bedürfnisse der Betroffenen ernst nimmt. Es darf nicht sein, dass über dem Staunen angesichts des technisch Machbaren die Menschen selbst vergessen gehen – gefordert ist, dass medizinisch-technische Errungenschaften und menschenwürdiges Leben miteinander in Einklang stehen.

Neue gesellschaftliche Normen sind auszuhandeln, die in vergleichbaren Situationen von Krankheit oder Unfall, namentlich bei jungen Menschen, den Auswirkungen der phantastischen Leistungen der modernen Medizin rechtzeitig und angemessen Rechnung tragen. Wir alle stehen vor der Herausforderung, über das Verhältnis zwischen Machbarem und Sinnvollem nachzudenken – in einer Situation, in der das Sterben so schwierig wie das Leben sein kann.

Sichtweisen

Ob von innen oder außen betrachtet – das sind zwei Ansichten von ein und demselben Gegenstand. Sie sind unvereinbar, allerdings ohne sich zu widersprechen. Beide sind richtig, erfordern aber im Wissen um die Unmöglichkeit, beide Seiten zugleich zu sehen, ein sorgsames Abwägen.

Betroffene sehen anders und anderes. Der unausweichliche Bezug auf das eigene Schicksal ist voller Sehnsucht nach einem Ausweg. Sonja Balmer findet ihn, wenn auch in eingeschränkter Form, in der Möglichkeit der Mitteilung. Selbst dies bleibt den meisten chronisch schwer Gelähmten vorenthalten. Aus unterschiedlichsten medizinischen, sozialen, aber auch persönlichen Gründen wollen oder können sie sich nicht aussprechen. Ihre Gedanken sind für immer verborgen. Uns Außenstehenden bleiben nichts als spekulative Überlegungen, die dann zur Basis unseres Verhaltens und Handelns werden. Das aber führt zu einer Fremdbestimmung dieser Menschen – und das in all ihren Lebensbereichen.

Sonja Balmer bietet uns mehr als nur einen flüchtigen Blick durchs Schlüsselloch. Ihre Erfahrungen und Einsichten rücken eine menschliche Grenzsituation ins Licht. Die Preisgabe ihres Innenraums ist ein exklusives Geschenk und in Anbetracht der zu erwartenden Entwicklung ein großzügiges Vermächtnis. Es duldet weder unterhaltungssüchtiges Staunen noch schamlose voyeuristische Neugier. Wohlwollendes Interesse wäre indessen zu wenig, um die großen Anstrengungen Sonja Balmers zu würdigen. Nur wer bereit ist, ihre Beobachtungen, Eindrücke und Gefühle aufzunehmen und in sich wirken zu lassen, ist auf der richtigen Spur.

Einsicht allein vermag nichts zu ändern. Gefragt sind konkrete Entschlüsse und Handlungen, damit die Betroffenen – die gegenwärtigen wie die künftigen – von den Leistungen der modernen Medizin langfristig und nicht nur notfallmäßig profitieren. Vorläufig muss man sie, wenigstens teilweise, mehr als Opfer denn als Profiteure sehen. Aufgabe ist es, ihnen allen ein sinnerfülltes und würdevolles Leben zu ermöglichen.

Den Außenstehenden bleibt es überlassen, sich ein eigenes Urteil zu bilden. Fachpersonen aus Medizin und Pflege werden in diesem Buch Lob, aber auch Bedenkenswertes, ja sogar Bedenkliches finden. Im Gesundheits- und im Sozialwesen Tätige werden erkennen, dass der Blick hinter die Kulissen mehr Fragen aufwirft als Antworten liefert. Auf der politischen Ebene wird der angesprochene

Problemkreis bisher leider eher gemieden als gesucht. Unüberwindbar hoch erscheinen im Vergleich mit dem kurzlebigen Tagesgeschäft die Herausforderungen. Doch letztlich sind alle angesprochen: Betroffene, Ärzte, Pfleger, Ethiker, Seelsorger und eben auch die Politiker.

In den Dialog treten heißt nicht nur, gemeinsam nach Antworten zu suchen, sondern auch, bereit zu sein, Entscheidungen zu verantworten. Dazu beizutragen entspricht dem Wunsch Sonja Balmers – allein dafür opfert sie ihre verbliebene Kraft und ihre Anonymität.

Gerhard Jenzer

Sonja Balmers Bilder. Eine persönliche Sichtweise

Ihren überzeugendsten Ausdruck hat die künstlerische Begabung Sonja Balmers in der bildlichen Darstellung gefunden. Beneidenswert, möchte man sagen, wäre da nicht der düstere Hintergrund der inzwischen weit fortgeschrittenen Erkrankung. Das Versagen der Muskelkraft hat Grenzen gesetzt. Die Einsichten der Künstlerin haben sich damit gewandelt. Was sie uns seinerzeit zur Betrachtung gab, darf nur aus ihrer damaligen Situation verstanden werden, als sie noch voll von kühnem Lebensmut keine unüberwindbaren Hindernisse vor sich sah.

Die ALS-kranke Malerin Sonja Balmer steht mit ihrem Schaffen als Beispiel für all jene Kranken und Behinderten, die dank den heutigen Möglichkeiten von Medizin und Pflege ihr Potential trotz schwerster körperlicher Einschränkungen entfalten können. Sie lassen die Gesellschaft, welche sie trägt, am Ergebnis Anteil nehmen. Das ist natürlich längst nicht allen Behinderten möglich, und so soll keineswegs einem Leistungszwang das Wort geredet werden. Es geht vielmehr um eine Würdigung von Sonja Balmer. Sie hat es mit ihren Kreationen erreicht, weitherum Anerkennung zu finden – nicht zuletzt in den Medien. Damit wurde sie eine Botschafterin für ALS-Betroffene sowie für andere Schwer- und Schwerstbehinderte. Ihr Engagement für mehr Lebensqualität und ihr Kampf gegen den Verlust der eigenen Würde verdienen größte Anerkennung. Wenn sie heute genug hat vom ewigen «Nur-dankbar-Sein», darf sie getrost und mit Befriedigung auf das Geleistete zurückblicken und Kraft für die Zukunft daraus schöpfen.

Die den Bildern beigesellten Deutungen sollen als eine jeweils einzige und momentane von unzähligen Lesarten verstanden werden. Die Lebensfreude, die aus den Darstellungen spricht, steht für mich im Vordergrund, gleichzeitig kommt aber auch eine gewisse Traurigkeit auf angesichts der Endlichkeit all unserer Bemühungen.

Weg ins warme Zuhause, 2000
Öl auf Baumwolle, 70 x 50 cm
Im Besitz der Schweizer Paraplegiker-Vereinigung, spv.ch

Das Thema Weg beschäftigt Sonja Balmer immer wieder – auch in ihren Büchern und in vielen Gesprächen. Was sollte man zu diesem Bild mehr sagen als das, was es bescheiden, aber überzeugend darstellt: einen sanft geschwungenen Weg durch Licht und Schatten zu einem vertrauten Ort. Wer diesen Weg gefunden hat, wird zuversichtlich. Das wärmende, schützende Heim ist nah, der Nebel fern. Nur noch diese letzten, fast unbekümmerten Schritte voller Hoffnung auf Geborgenheit.

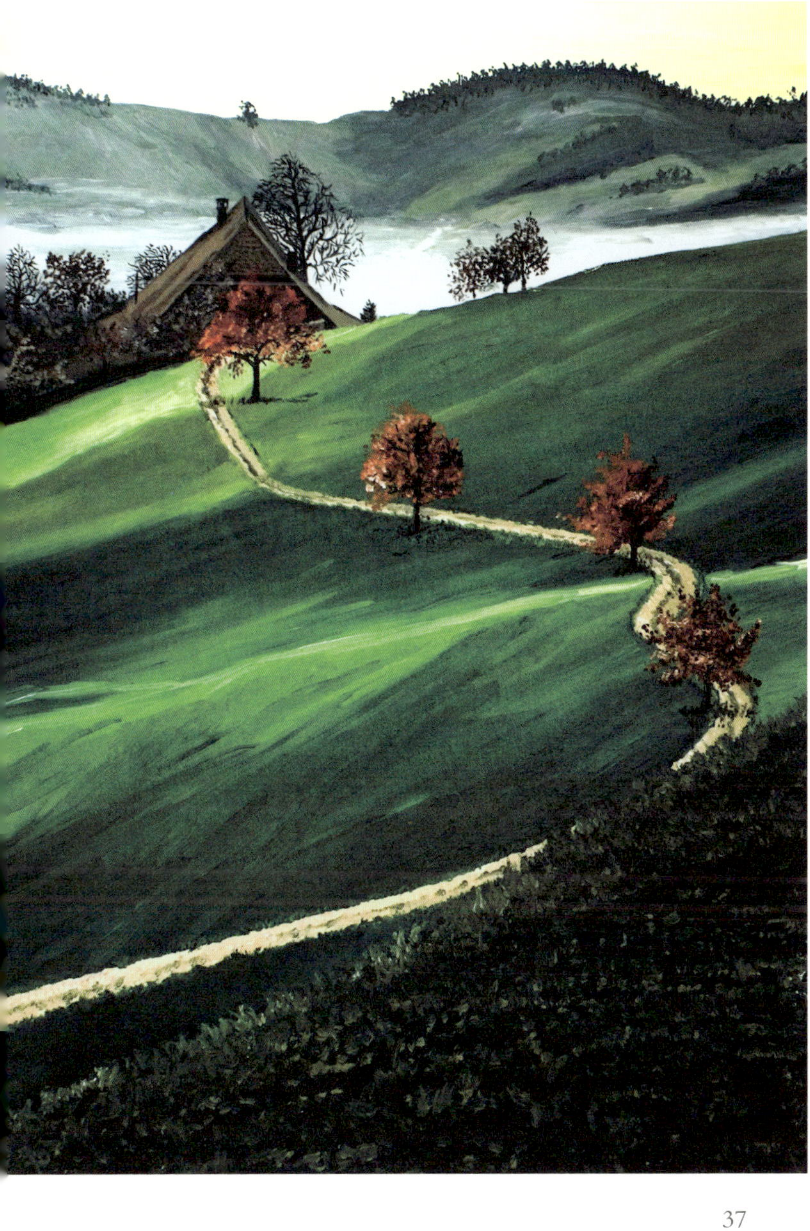

Josys Hut, 2001
Aquarell auf Papier, 23 x 20 cm
Privatbesitz

Mit diesem Motiv und dessen Darstellung des Leichten und Nicht-Notwendigen zeigt sich mir Sonja Balmer auf Anhieb als schalkhaft und sogar ein wenig übermütig. Sie stellt die nicht beantwortbare Frage, ob dieser kokette Hut auf ewig verlorengeht oder in die Hände seiner Besitzerin zurückgelangt. Dann jedoch die leise Ahnung, dieses luftige Aquarell verrate mehr ernst als leichtfertig etwas von ihrem Schicksal als schuldlos schwer Erkrankte: Was das Haupt bedeckt, symbolisch vielleicht aber auch Behauptung ausdrückt, fliege ihr wegen einer Laune der Natur, aber nicht ohne jede Hoffnung davon.

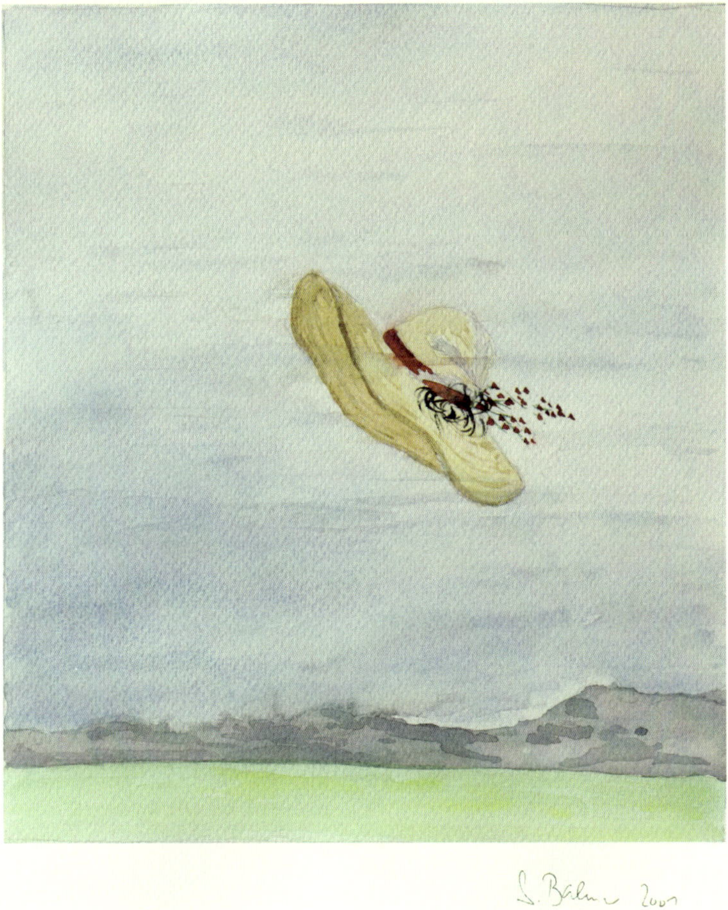

Brücke zum Leben, 2001
Öl auf Mischgewebe, 100 x 140 cm
Privatbesitz

Woher bin ich gekommen, und wohin führt mich meine Wanderung – sind Herkunft und Ziel nicht ein und dasselbe? Das fein ziselierte Geäst hat einst reichlich Blätter getragen und erinnert fast etwas schroff an Vergänglichkeit und Verlust. Traurigkeit mag aufkommen. Der Steg, hart, zugleich aber auch fest, lädt ein, ihn zu betreten, und weckt Zuversicht. Das Grün im Vordergrund deutet auf das Leben selbst. So auch die Schilfblüten, in denen sich Eleganz und Schönheit spiegeln. Noch ist keine Richtung gegeben – doch zeigt sich nicht eine bange Hoffnung?

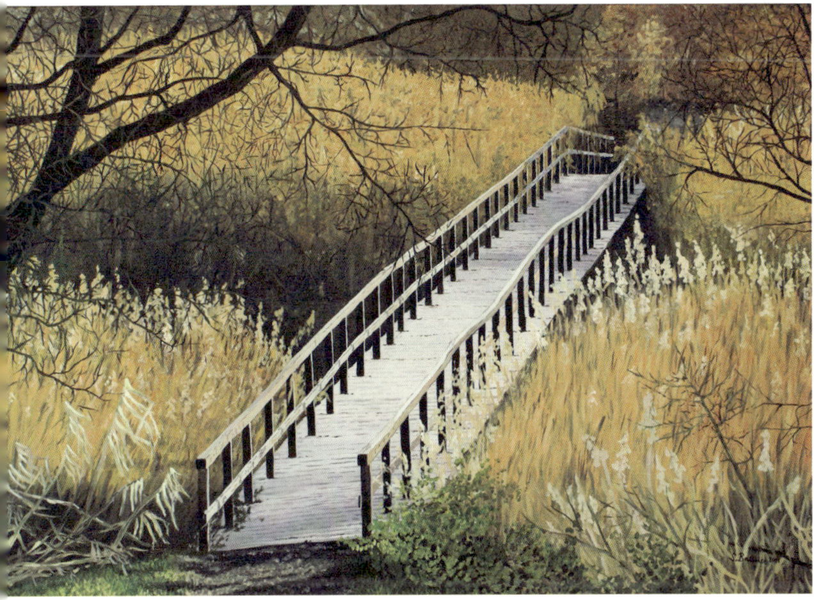

Straße nach Nirgendwo, 2001
Öl auf Baumwolle, 80 x 100 cm
Privatbesitz

Die Szenerie scheint mir in ihrer Symbolik bewusst installiert – als Einladung zum umkränzt geführten, triumphalen Beschreiten eines Weges. Die dunkelgrüne Umrandung des Eingangs nimmt aber auch gefangen. Mit vagen Befürchtungen kommt ein Gefühl des Unausweichlichen, der Unentrinnbarkeit auf. Doch der Gang selbst ist erleuchtet, und an seinem Ende wartet eine noch unsichtbare Pforte, wohl voller Pracht und in hellstem Glanz. Für die, die diese letzte Strecke betreten, wird jede Furcht schwinden und ein freudvoller Empfang bereitet sein.

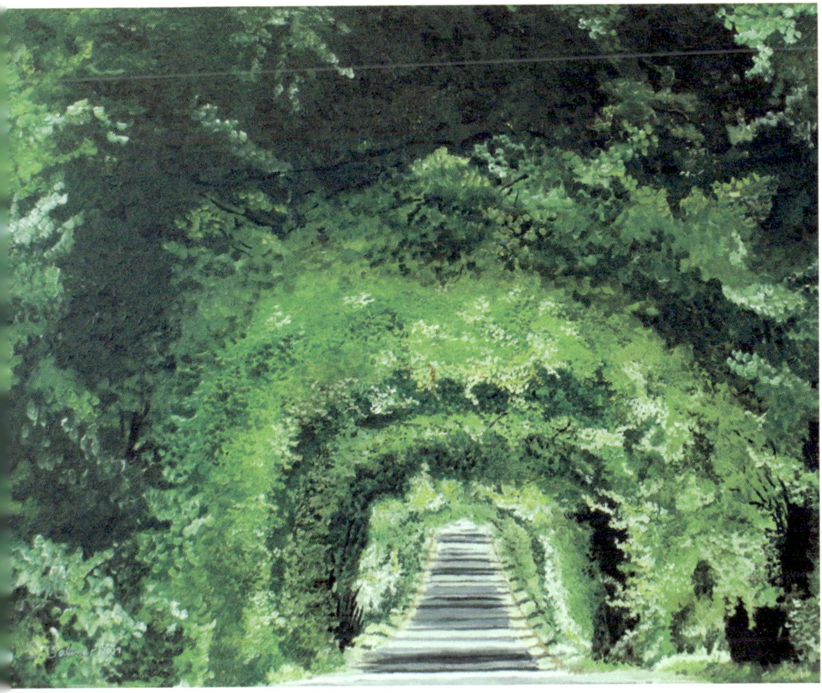

Sinai, 2002
Öl auf Mischgewebe, 50 x 100 cm
Privatbesitz

Die fotografische Ferienerinnerung eines guten Freundes wurde für Sonja Balmer zum Ausgangspunkt einer Gedankenreise. Wenn die Destination in Wirklichkeit für sie auch unerreichbar bleibt, sie überwindet solch weite Distanzen mit ihrem Malwerkzeug. Jeder ihrer mühsam erkämpften Pinselstriche befreit sie aus den Fesseln ihrer demütigenden Lähmungskrankheit. Als staunende Betrachterin des in warme Farben gehüllten Bergmassivs scheint sie mir zu sagen: Nun seht doch, wie leicht ich in ferne Länder reise – gehört nicht auch mir die ganze Welt?

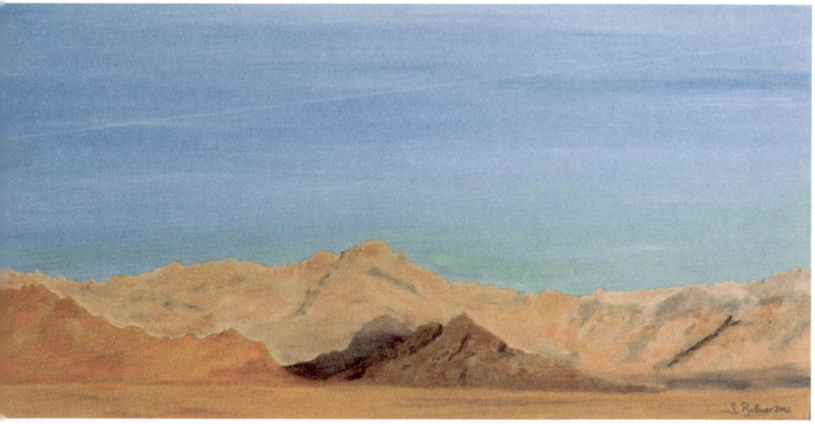

Innenansichten

Sonja Balmer im Gespräch
mit Gerhard Jenzer

Erklärung

Was ich sagen will, aber auch die Art und Weise, wie ich zu Wort komme, ist ungewöhnlich. Die gesundheitlichen Umstände behindern das Sprechen und weitgehend auch das Schreiben. So habe ich meine Gedanken in Gesprächen mitgeteilt. Diese liegen jetzt in einer Bearbeitung von Gerhard Jenzer vor. Der ganze Text wurde von mir aufmerksam gelesen und auf seine Richtigkeit geprüft. Meine Aussagen sind thematisch geordnet. Was hier im Folgenden zu lesen ist, habe ich sinngemäß so gemeint, damit aber weder alles noch etwas abschließend gesagt.

Im Verlauf meiner Erkrankung, die von zunehmenden Einschränkungen und Belastungen geprägt ist, habe ich meine Ansichten mehrmals geändert. Manches mag widersprüchlich erscheinen. Stets habe ich mich aber bemüht, wahrhaftig zu sein – darauf kommt es mir ganz besonders an. Ich grüble nicht an Patentrezepten herum, die sich als letzte Antworten plakatieren lassen. Auch will ich keine abschließenden Lösungen anbieten, sondern Einblicke ermöglichen. Ich verstehe meine Gedanken – und das ist meine große Hoffnung – als einen Beitrag zu einem offenen Dialog. Wer unversehens vor denselben beklemmenden Fragen steht, kann die eigene Urteilsbildung an meinen Erfahrungen und Gedanken überprüfen. Wie und bis zu welcher Grenze sind die heutigen medizinisch-technischen Möglichkeiten bei der Betreuung von Schwerstbehinderten auszuschöpfen? Wie steht es um die Lebensqualität der betroffenen Menschen?

Der modernen Medizin und Pflege gehören meine Bewunderung und mein großer Dank. Ohne den wissenschaftlichen Fortschritt und die damit verbundenen technischen Leistungen wäre ich schon längst nicht mehr am Leben. Mittlerweile – und das ist die Kehrseite – hat sich aber eine vollständige Abhängigkeit eingeschlichen, mit der ich nicht leicht fertig werde. Vieles ist belastender, als ich es mir früher vorgestellt habe. Auch wenn Verbesserungen sicher möglich und namentlich im alltäglichen Umgang mit den einzelnen Betroffenen dringend notwendig sind, geht es mir nicht um die Einforderung von noch mehr Machbarem oder gar den Anspruch auf ein grenzenloses Wunschprogramm in der Pflege und Betreuung. Vielmehr möchte ich mehr Verständnis für Betroffene in meiner oder in einer ähnlichen Lage wecken.

Kritik ist unvermeidlich. Dort, wo sie auftaucht oder als solche verstanden wird, ist sie in jedem Fall debattierbar und ausdrücklich konstruktiv gemeint.

Vorgeschichte und Krankheitsverlauf

Zuckerwatte ist meine Lieblingsschleckerei. Das, was ich hier mitteilen will, ist in Form und Konsistenz ähnlich, wenn auch meist leider nicht so süß und farbenfroh, eher zuweilen sauer oder gar bitter. Meine eigentliche Krankengeschichte, wie sie die Mediziner fortlaufend weiterschreiben und die ich für mich selbst auch über weite Strecken schriftlich festgehalten habe, wäre der Stängel, um den herum sich die Watte locker und wie zufällig anbindet, bis eine flockige Spindel entsteht. Diese lässt sich rundum drehen und von allen Seiten betrachten und, wenn man nichts gegen klebrige Finger hat, auch befühlen. Wichtig ist mir hier weniger das medizinische Grundgerüst als das Drumherum meiner Erkrankung, der Gehalt an Persönlichem, die Auswirkungen auf mein Leben – bis zu den heutigen, schwierig gewordenen Tagen. Von diesen Erfahrungen und Einsichten möchte ich berichten. Zum besseren Verständnis meiner Ausführungen findet sich am Schluss des Buches eine Übersicht zum Verlauf meiner Krankheit.

Kind mit schwachen Beinen

Als Baby und Kleinkind war ich nie ernsthaft krank. Doch schon in den ersten Schuljahren konnte ich bei körperlichen Tätigkeiten nie ganz mithalten. Ich stürzte viel zu oft und hatte einen schlechten Stand. Ob die damals häufigen Gelenkentzündungen oder schon die später diagnostizierte Lähmungskrankheit schuld daran waren, kann niemand sagen. Auf Schulreisen konnte ich wohl bergan steigen, bergab aber musste ich mich schon bald einmal tragen lassen, weil meine Knie ins Schlottern gerieten und schmerzten. Trotz meiner Schwäche in den Beinen war ich bei allen Turnstunden und sportlichen Betätigungen dabei. Gelegentlich spielte ich sogar Fußball. Auch beim Schlittschuhlaufen machte ich mit, vielleicht etwas weniger oft als die anderen Kinder, ein oder zwei Mal im Jahr. Ich wollte eben nicht zurückstehen. Eine eigene Skiausrüstung besaß ich nie und versuchte mich nur sehr selten in dieser Sportart. Die Schulkameradinnen hielten mich diesbezüglich, wie ich selbst auch, für eine «Flasche». Meine Turnnoten waren dementsprechend schlecht. Nur bei Übungen an den Ringen konnte ich Stärke zeigen. Dank meines Willens und meiner damals noch recht kräftigen Arme war ich beim Stemmen besser als manch anderer der Klasse. Meine eigentlichen Talente aber lagen im Kopf, nicht in den Beinen.

Als ich zwölfjährig war, stand für meine Eltern fest, dass etwas nicht stimmen konnte. Und als ungefähr zwei Jahre später die Kniebeschwerden immer häufiger und lästiger wurden, schickte man mich zur Kräftigung der Beinmuskulatur über mehrere Jahre hinweg in die Physiotherapie. Der Hausarzt kontrollierte nun auch mit einem Zentimeterband regelmäßig die Entwicklung meiner Beinumfänge. Mit etwa 16 Jahren wurde ich wegen der belastungsabhängigen Schmerzen am rechten und ein Jahr später am linken Knie operiert. Auf Fotos sieht man deutlich, dass meine Beine schon zu dieser Zeit ungewöhnlich dünn waren.

Berufstätigkeit

Nach Schulabschluss begann ich eine Lehre als Damenschneiderin. Wegen häufiger krankheitsbedingter Abwesenheiten kam es nach einem Jahr zur Auflösung des Lehrverhältnisses. So versuchte ich es mit einer kaufmännischen Lehre. Mit Hilfe der Invalidenversicherung, die für den finanziellen Ausgleich sorgte, fand sich eine Lösung. Ich durfte bei vollem schulischem Pensum meine Arbeitszeit im Büro um die Hälfte reduzieren. Den Lehrabschluss schaffte ich im Rahmen der üblichen Lehrzeit und mit einem Notendurchschnitt im mittleren Drittel meines Jahrgangs. In der Folge arbeitete ich drei Jahre lang als kaufmännische Angestellte bei einer Sozialversicherung, nach wie vor mit einem reduzierten Pensum. Erstmals musste ich nun auch einen Rollstuhl gebrauchen. Meinen Arbeitsplatz erreichte ich aber dank eines speziell angepassten Autos immer aus eigener Kraft. Schließlich häuften sich die krankheitsbedingten Abwesenheiten derart, dass ich trotz aller Entlastungen aus dem Erwerbsleben ausscheiden musste. So endete meine Berufstätigkeit – und die von mir so sehr gewünschte materielle Selbständigkeit – in einer Vollberentung durch die Invalidenversicherung.

Ursachenforschung

Mein damaliger Hausarzt war stets der festen Überzeugung, dass es für mein Leiden eine handfeste Erklärung geben müsse. Als ich etwa zwanzig Jahre alt war, veranlasste er, dass ich in eine hochspezialisierte neurologische Klinik eingewiesen wurde. Im Endergebnis war dort die Rede von Psychosomatik, Psychogenie und Hysterie. Gleichzeitig wurde mir aber ausdrücklich versichert, ich sei keine Simulantin – immerhin ein Trost. In den folgenden Jahren wurde ich in Halbjahresabständen im Krankenhaus nach allen Regeln der Kunst untersucht. Doch weder die wiederholten Elektromyografien (EMG), bei denen die elektrische Muskelaktivität gemessen wurde, noch eine Muskelbiopsie (mikroskopische und neurochemische Untersuchung des Muskels) brachten die Diagnosestellung weiter. Die Befunde blieben sich ungefähr gleich. Die verminderte Beinmuskulatur (Muskelatrophie) wurde mit Schonverhalten und ungenügender Beanspruchung (Inaktivität) erklärt, die schwer einzuordnende Steigerung der Muskeleigenreflexe (Hyperreflexie) auf meine innere Verspannung und Verkrampfung zurückgeführt.

Meinen Hausarzt konnten diese unspezifischen Diagnosen nicht überzeugen. Im Übrigen blieben sich die Ärzte uneinig. Bei einem Aufenthalt in einer Rehabilitationsklinik wollte der Chefarzt die immer wieder im Raum schwebende Theorie eines psychischen Ursprungs meines Leidens nicht akzeptieren. Vor dem Gang zum Psychiater empfahl er deshalb, den externen neurologischen Konsiliarius des Hauses beizuziehen. Dessen Name und Reputation waren mir von meiner früheren Tätigkeit bei der Sozialversicherung bestens bekannt. Es hieß, seinem Auge entgehe nichts. Ich geriet in größte Aufregung und konnte kaum mehr schlafen aus Angst vor einer definitiven Bestätigung einer psychischen Ursache. Dies hätte mein sicheres Ende bedeutet – mit einer solchen Diagnose wollte ich nicht leben.

Dann kam alles ganz anders. Der Neurologe setzte sich an den Bettrand (ich erinnere mich noch heute in aller Klarheit daran) und fragte mich, was ich denn selbst glaube, woran ich leide. Nach einigen weiteren Untersuchungen kam die große Erleichterung. Er diagnostizierte eine chronische Nervenkrankheit. Dass ich diese Diagnose als eine befreiende, überaus positive Botschaft empfand, mag für Außenstehende unglaublich, ja fast verrückt klingen. Doch nach all den Jahren des Leidens und der Selbstzweifel war für mich ein Bann gebrochen.

Das Verdikt ALS

Erst vier Jahre später wurde die Verdachtsdiagnose einer chronischen Nervenkrankheit definitiv bestätigt. Nachdem die Medikamente, die meinen Zustand wahrscheinlich verschleiert hatten, abgesetzt worden waren, konnte aufgrund einer erneuten elektromyografischen Untersuchung eine primäre Lateralsklerose (PLS) – eine Variante der amyotrophen Lateralsklerose (ALS) – eindeutig nachgewiesen werden. Von da an war alles klar. Es begann meine bewusste Auseinandersetzung mit dieser Krankheit.

Die Schlinge wird enger

Die Krankheit schritt unaufhaltsam voran. Bereits ein Jahr später war die Atemmuskulatur so schwach, dass ich zunehmend auf Beatmungshilfen angewiesen war. Es folgte ein erster Aufenthalt in einer Spezialklinik für die optimale Einstellung der Beatmung. Auch das Schlucken fiel mir immer schwerer. Um eine ausreichende Ernährung sicherzustellen, wurde eine PEG-Sonde eingelegt.

Ein Jahr darauf kam es im Verlauf einer schweren Infektion, die zu einer zusätzlichen Schwächung der Muskeln führte, zu einem Atemversagen. Vier Tage zuvor hatte ich mich zur Tracheotomie entschlossen. Nun musste die Operation notfallmäßig erfolgen. Um ein Haar hätte ich also die Chance verpasst, mich zu diesem entscheidenden Schritt wohlüberlegt und frei äußern zu können.

Mit der Tracheotomie waren die Weichen auf vollständige Abhängigkeit gestellt. Es gab kein Zurück mehr, und ich musste meine Lage neu einschätzen. Doch machte ich mit der Zeit die Erfahrung, dass es sich mit dieser technischen Einrichtung gut leben lässt. Man hatte nun meine Beatmung sozusagen perfekt im Griff. Anders als früher kam es seither nur noch ein einziges Mal zu einer lebensbedrohlichen Lungenentzündung.

Genau ein Jahr nach der Tracheotomie erlebte ich im Verlauf einer schweren Blutvergiftung, einer Sepsis, einen inneren «Bruch». Zum ersten Mal in meinem Leben überkam mich eine fürchterliche Angst. Ich kämpfte zwei Monate lang gegen den Tod und hatte den Glauben an die Wirkung der Infusionsflasche, die vor meinem Gesicht baumelte, schon verloren. Dass ich diese Krise schließlich doch überlebte, blieb mir, und wahrscheinlich auch meinen Ärzten, unerklärlich. Wer einmal so nahe am Tod war, kann den Gedanken an den unschätzbaren Wert des Lebens nie mehr loswerden.

Haltungsverlust

Mit Hilfe zahlreicher Einrichtungen konnte ich zunächst noch aufrecht stehen. Als dies nicht mehr gelang, wurde eine Stützvorrichtung mit Kopfhalterung konstruiert. Dies ermöglichte wenigstens das Sitzen sowie den Transfer in den Rollstuhl.

Das Schwinden der Nackenmuskulatur hatte zur Folge, dass ich den Kopf irgendwann überhaupt nicht mehr willentlich halten konnte. Seither ist von der Pflege besondere Sorgfalt gefordert. Wird der Kopf nicht gehalten, schwingt er unkontrolliert heftig nach vorne oder hinten. Die ungebremsten Bewegungen haben ein derartiges Ausmaß, dass sie durch Knickung der Halswirbelsäule zu einem direkten Druck auf das Rückenmark führen. Die mechanische Einwirkung auf das hochempfindliche Nervengewebe löst eine Fehlleitung aus, die ich als Elektrisieren in Armen und Händen spüre. Um diese bedrohlichen

Empfindungen zu vermeiden, bin ich auf einen dick gepolsterten Halskragen angewiesen, ähnlich wie man ihn zum Schlafen im Flugzeug gebraucht. Werde ich aufgesetzt, muss ich die Pflegenden stets auf diesen heiklen Punkt aufmerksam machen. Ich will ganz sicher sein, dass meine Helfer den Kopf mit ihren Händen sorgsam halten. Allmählich hat man das Problem erkannt. Hin und wieder passiert das Missgeschick aber trotzdem. Dann heißt es: «Entschuldigung, ich habe es vergessen.»

Die Krankheit zeigt ihr wahres Gesicht

Der Beginn der Krankheit verlief fast unbemerkt. Das Leiden schlich sich in mein Leben ein, ohne dass ich seine ganze Tragweite zunächst begreifen konnte. Selbst im fortgeschrittenen Stadium lebte ich immer noch in der Illusion einer Wende zum Guten und wollte die Unerbittlichkeit meines Schicksals nicht wahrhaben. Ich dachte an irgendeinen Fluchtweg, über den sich das Allerschlimmste vermeiden ließe, und dass sich mir das Glück zu guter Letzt doch wieder als gnädig erweisen würde. Aus dieser Stimmung heraus entstand mein erstes Buch «Gedanken sind Früchte». Dort beschreibe ich meine Krankheit als eine Art heile Welt, über die man sich ziemlich lockere Gedanken machen kann. Seit zwei Jahren habe ich das Buch nicht mehr in die Hände genommen, weil ich es so heute nicht mehr schreiben könnte. Ich hatte damals noch keine Ahnung, worum es eigentlich geht und wie wenig blumig meine Situation ist. Sterben ist nicht so unbeschwert und «cool», wie ich es mir damals vorstellte.

Als ich die Sepsis durchmachte und kein Entrinnen mehr sah, musste ich erkennen, dass mir meine bisherigen Gedanken eben doch nicht weiterhalfen. Vorstellung und Realität kamen nicht mehr zur Deckung. Die Rechnung ging nicht auf. Trotzdem höre ich von Betroffenen immer wieder, dass ihnen dank meines ersten Buchs die Angst vor dem Sterben genommen sei.

Mittlerweile ist die Situation für mich unmittelbar bedrohlich geworden. Die ursprünglich diagnostizierte PLS hat unübersehbar die Erscheinungsform einer ALS angenommen – mit stark ausgeprägten Lähmungen. Ein Neurologieprofessor hat mir eingestanden, dass man über den Langzeitverlauf von ALS erst wenig weiß. Die Mehrzahl der Erkrankten erreicht gar nicht mein Stadium. Ich stoße also in Neuland vor. Niemand kann sagen, was noch folgen wird.

Rheumatisches Leiden und Kataplexie als Begleiterkrankungen

Seit Kindheit leide ich an ausgedehnten Gelenkschmerzen, die schubartig und spontan, also unabhängig von körperlicher Belastung, auftreten. Schlimm war mein Zustand mit elf Jahren. Später lautete die Verdachtsdiagnose auf eine Autoimmunerkrankung (Polyarthritis mit Polyserositis).

Vor einigen Jahren kam es neben zahlreichen Gelenkentzündungen (Polyarthritis) auch zu Entzündungen am Lungenfell (Pleuritis) und am Herzbeutel (Perikarditis). Dank der Einnahme von Medikamenten traten die Gelenkschmerzen in den Hintergrund. Gleichzeitig nahmen die Symptome der ALS dramatisch zu. Seither ist trotz unveränderter Medikation eine Art Schaukelbewegung zu beobachten. Sobald die ALS stabiler wird, nehmen die Gelenkschmerzen wieder zu und umgekehrt.

Neben diesen Gelenkschmerzen treten seit mehr als zehn Jahren bei starker emotionaler Belastung anfallartige Ausnahmezustände auf. Ich sacke zusammen und verharre bei vollem Bewusstsein während Sekunden oder gar Minuten in absoluter Bewegungsunfähigkeit. Diese sporadischen Kontrollverluste erfüllen mich jedes Mal mit panischer Angst. Erst vor gut einem Jahr wurde vom Leiter eines Schlaflabors die Diagnose Kataplexie gestellt. Wieder hatte eines meiner Leiden einen Namen gefunden. Ich wusste nun, womit ich es zu tun hatte – und das half viel. Seither nehme ich auch dagegen ein Medikament. In letzter Zeit sind die Anfälle seltener geworden, dauern aber länger. Kürzlich verspürte ich einen heftigen Brustschmerz, der mich verängstigte und einen neuerlichen Kontrollverlust auslöste. Niemand bemerkte meinen panischen Zustand. Ich war völlig hilflos und zu jeder Reaktion unfähig. Wie schon früher bei solchen Krisen verfiel ich in eine ungemein tiefe Trauer. Das Einzige, was ich noch spürte, waren meine endlosen Tränen, die über beide Wangen liefen.

Empfindungen zur endgültigen Lähmung

Die frühere Unbeschwertheit meiner Gedanken ist dahin. Sie war das Produkt meiner Unkenntnis des Zukünftigen. Eine dauerhafte Lähmung bei vollem Bewusstsein ist ein Zustand, der für einen Nicht-Betroffenen nicht wirklich vorstellbar ist. Die Medizin beschreibt Krankheiten zwangsläufig aus der objektiven Perspektive. Das ist das eine. Das andere, wie Leiden erlebt und gefühlt wird – und das ist unbeschreiblich. So ging es mir mit der künstlichen Beatmung. Vor Beginn dieser Maßnahmen habe ich mir sie intensiv vorzustellen versucht. Ich wusste ja, dass die schwächer werdenden Atemmuskeln mir irgendwann nicht mehr genügend Luft verschaffen würden. Dieses Wissen war ebenso klar wie unzweifelhaft. Doch konnte es nicht einschließen, was es für mich tatsächlich bedeuten würde, für immer an diesem seidenen Faden zu hängen. Jetzt bin ich daran, es zu erleben. Damit hat meine Auseinandersetzung mit der Lähmungssituation erst recht begonnen.

Die eingetretene Künstlichkeit ist zu einem Problem geworden. Um mein Leben zu erhalten, bin ich von einer Vielzahl technischer Einrichtungen abhängig. Ich hasse diesen Zustand des totalen Angewiesenseins abgrundtief. Eigentlich ein Witz, dass ich nur durch alle diese Hilfen und Apparate überhaupt noch existiere, während mich der Körper längst im Stich gelassen hat. Die Medizin führt mir meine totale Schwäche vor. Ich fühle mich in einem gewissen Sinn erniedrigt und beleidigt. Aber mir bleibt keine Wahl. Und letztlich bin ich für alles sogar überaus dankbar. So ist mein künstliches Leben in einem Widerspruch gefangen, der sich vielleicht noch am besten als Hassliebe beschreiben lässt.

Besondere medizinische Bedingungen

Tracheotomie (Luftröhrenschnitt)

Ein Grundproblem meiner Lähmungskrankheit ist der Verlust der eigenständigen Atmung. Um den sicheren Tod durch Ansteigen von CO_2 zu verhindern, kann eine Dauerkanüle in die Luftröhre eingelegt werden. Diesen operativen Eingriff nennt man Tracheotomie.

Vor gut drei Jahren habe ich mich nach einer Phase des Zweifelns zu diesem folgenschweren Eingriff entschlossen – aus freien Stücken und wohlüberlegt. Der Versuch, die Atmung anders zu stützen, war definitiv gescheitert. Ich führte viele Gespräche mit dem Spezialisten. Im Vordergrund standen die möglichen Konsequenzen einer lebenslangen Tracheotomie.

Der Eingriff war für die nächsten Tage geplant. Und dennoch kam es noch ein wenig anders. Am Operationstag erhielt ich zur Vorbereitung einen Tranquilizer (Beruhigungs- und Entspannungsmittel). Diese routinemäßige, in meinem Fall aber problematische Prämedikation hatte jedoch auf die schon stark geschwächte Atemmuskulatur einen viel stärkeren Effekt als erwartet. Meine willkürliche Atemtätigkeit kam ganz zum Erliegen, und ich fiel drei Stunden vor dem anberaumten Operationszeitpunkt in ein Koma. Aus dem geplanten wurde so ein notfallmäßiger Eingriff. Doch alles ging gut.

Mit der Tracheotomie ging ein sehnlichster Wunsch in Erfüllung. Ich konnte wieder in einer eigenen Wohnung leben – natürlich mit all den dazugehörigen pflegerischen und technischen Hilfen. Wie erhofft, folgte eine überaus gewinnbringende Zeit. Meine Lebensqualität hatte sich enorm verbessert. Zum ersten Jahrestag dieses Eingriffs veranstaltete ich deshalb mit großer Freude in meiner Wohnung eine kleine Feier für Angehörige, Freunde und Pflegende.

Für den folgenden Tag war ein Kurzaufenthalt in der Spezialklinik anberaumt. Mein Langzeit-Venenkatheter sollte mit einem minimalen operativen Eingriff umplatziert werden. Und dennoch verfiel ich in eine Art feierliche und etwas bange Stimmung. Obschon der Eingriff an sich banal war, überkam mich die seltsame Ahnung, nie mehr heimkehren zu können. Schon anderntags bewahrheiteten sich meine dunklen Befürchtungen. Kurz nach dem Eingriff bekam ich die schon erwähnte Sepsis. Bakterielle Erreger waren aus einem Entzündungsherd in die Blutbahn gelangt, hatten sich dort rasch vermehrt und überall hin ausgebreitet. Damit war ich so schwer und gefährlich erkrankt, dass ein langer Krankenhausaufenthalt folgte. Die so innig gewünschte Rückkehr in meine gut eingerichtete Wohnung wurde seither durch immer neue widrige Umstände vereitelt.

Was meine Erwartungen betraf, die über das bloße Überleben hinausgingen, hatte sich die Tracheotomie für genau ein Jahr wirklich gelohnt. Danach musste ich die

Idee eines selbstbestimmten, privaten Lebens ein für alle Mal begraben. Ich habe meine eigenen vier Wände nie mehr gesehen. Seither ist alles schwieriger geworden.

PEG-Sonde

Unter perkutaner endoskopischer Gastrostomie (PEG) versteht man das chirurgische Anlegen eines direkten Zugangs zum Magen durch die Bauchwand. Damit kann bei Versagen der Schluckmuskulatur eine künstliche Ernährung sichergestellt werden. Auch die gefürchteten Lungenkomplikationen infolge von Aspiration lassen sich so vermeiden.

Die PEG wurde am Tag der Beerdigung eines lieben Freundes, der wie ich an ALS gelitten hatte, vorgenommen. Zwei Stunden vor seinem Tod wollte er mir noch seine Kraft weitergeben. Diese letzte Botschaft, übersetzt von einer Hilfsperson mittels Sprechtabelle, sollte mir helfen, mit meiner eigenen Situation besser fertig zu werden.

Seither erfolgt die Nahrungsaufnahme nicht mehr durch den Mund, sondern enteral (direkt in den Magen-Darm-Trakt). Meine tägliche Hauptmahlzeit besteht aus einem Beutel Sondennahrung. Zurzeit kann ich aber noch etwa einen Fünftel meines Bedarfs mit festen Speisen decken, die ich in Form eines Frühstücks mit größter Mühe aktiv schlucke. Trinken ist jedoch fast unmöglich. Die Gefahr des Verschluckens ist einfach zu groß. So erhalte ich über die Sonde den ganzen Tag über Flüssigkeit.

Die PEG kommt auch in anderen medizinischen Situationen häufig zur Anwendung. Im Lauf meiner Klinikaufenthalte habe ich viele künstlich ernährte Patienten kennengelernt und weiß, dass sie für diese meist vorübergehende Maßnahme dankbar sind. In meinem Fall handelt es sich jedoch um etwas Endgültiges. Mit einem Rückgang der Lähmung ist ja nicht mehr zu rechnen. Damit ist meine Perspektive eine ganz andere.

Dauerkatheter

Ich trage seit der Tracheotomie auch einen Dauerkatheter zur Ableitung des Urins. Hier geht es, wie man sich leicht vorstellen kann, um etwas sehr Intimes. Über eine Plastiksonde, die in die Blase mündet (suprapubischer Katheter), kann der Urin permanent abfließen. Dabei funktionieren die Schließmuskeln am Blasenausgang – wie übrigens auch am Darmausgang – eigentlich normal. Aus noch unbekannten Gründen ist bei der ALS in diesen Bereichen kein Funktionsausfall zu beobachten. Allerdings ist nicht gesichert, ob diese Besonderheit für ALS generell gilt – noch sind die Langzeitüberlebenden nicht genügend zahlreich. So gibt es in meinem Fall nicht wirklich medizinische Gründe für den Urinkatheter. Ausschlaggebend für diese Maßnahme war einzig der zu große pflegerische Aufwand. Ich müsste zum Wasserlösen jedes Mal speziell gelagert werden, weil ich mein Becken aus eigener Kraft nicht mehr anheben kann. Ein Mann hätte es diesbezüglich leichter. Ihm würde eine gewöhnliche Urinflasche oder eine Ableitung mittels Kondom genügen.

Nun, man hat sich eben an alles zu gewöhnen, und mit der Zeit gelingt dies sogar einigermaßen. An meinem Bett sieht man nichts von dieser Einrichtung. Auch die PEG-Sonde bleibt verborgen, wenn sie nicht gerade im Gebrauch ist.

Medikamente

Für mein Überleben und noch mehr für eine akzeptable Lebensqualität sind zahlreiche Medikamente absolut notwendig. Die Ärzte stellen hin und wieder fest, dass gewisse Substanzen bei mir gar nicht oder anders wirken. Das gilt beispielsweise für Medikamente, die bei verletzungsbedingter Tetraplegie Verwendung finden (Lähmung mit Ausnahme der Kopf- und Nackenregion). Weshalb das so ist, bleibt vorerst rätselhaft. Die medizinische Forschung und die ärztliche Erfahrung sind auf diesem Gebiet offensichtlich noch nicht ausreichend – auch hier gerate ich immer wieder in Neuland.

Alternative Methoden

Alternative Methoden wurden mir immer dann angetragen, wenn eine Behandlung gar nicht unbedingt nötig war. Dort, wo ich mir aber wirklich Hilfe gewünscht hätte, versagten sie vollständig und brachten mir rein gar nichts. Eine Shiatsu-Therapeutin und zugleich Freundin hatte mir einmal erklärt, dass ich selbst Asiatin sein müsste, um von ihren Übungen wirklich profitieren zu können. Ihre Gesellschaft und Anteilnahme tun mir dennoch einfach gut, ändern aber nichts an meinem gesundheitlichen Zustand.

Viele Menschen scheinen hier etwas zu verwechseln. Bei ernsthaften Krankheiten, wenn es also ums Ganze geht, dann ist mit solchen Vorgehensweisen nichts zu erreichen. Sie sind reine Spielereien, die ich mir nicht leisten kann. Meine hochkomplizierten und immer wieder kritischen Zustände erfordern klaren Sachverstand und griffige Maßnahmen. Den Bedarf an Wellness, der auch bei mir durchaus vorhanden ist, suche ich auf andere Weise zu stillen.

Moderne Medizin – Segen oder Fluch?

Das Thema der Machbarkeit in der modernen Medizin beschäftigt mich intensiv. Oft führe ich Gespräche darüber mit Ärztinnen und Ärzten. Auch diese schwärmen seit der Kenntnis meines Falles nicht mehr uneingeschränkt vom medizinischen Fortschritt. Unschwer ist nämlich zu erkennen, dass der Einsatz aller verfügbaren Mittel immer häufiger zu Situationen führt, in denen man an logistische und menschliche Grenzen stößt. Die Möglichkeiten zur Lebensrettung und Lebensverlängerung können nicht mehr einfach ohne Bedenken als gut und richtig betrachtet werden. So mag ein Verunfallter mit Tetraplegie heutzutage gut überleben, doch spätestens beim Übertritt vom hochspezialisierten Zentrum in die Langzeitpflege wird es in der Regel problematisch. Es fehlt an geeigneten Pflegeplätzen, um die in der Akutphase erfolgreich eingeleiteten Maßnahmen nachhaltig weiterzuführen. Mühsam Erreichtes geht wieder verloren.

Ich bin zur Einsicht gekommen, dass die moderne Medizin und ihre technischen Möglichkeiten nicht länger vom gesellschaftlichen Gesamtzusammenhang isoliert betrachtet werden dürfen. Was machbar ist, muss sowohl allen einzelnen Betroffenen angemessen sein als auch von der Gesellschaft verantwortet werden können.

Wohin also mit der steigenden Zahl Langzeitpatienten (die früher einfach gestorben wären)? Was tun mit ALS-Kranken oder Verunfallten mit Tetraplegie, deren Weiterleben zwar medizinisch möglich geworden ist, deren anspruchsvolle Pflege und Weiterbetreuung aber noch gar nicht organisiert sind? Die moderne Spitzenmedizin gerät, ob sie will oder nicht, in Verstrickungen. Sie schafft Fälle, für die sie hinterher keine Lösungen bereithält – eine bedenkliche Produktion auf Halde.

Der Segen der modernen Medizin sollte gewiss möglichst allen Menschen im gleichen Maß zukommen. Wir befinden uns aber in der gefährlichen Nähe zu einem Überangebot – sozusagen an einem Abgrund. Ich bin in größter Sorge, zuschauen zu müssen, wie all der Überfluss schließlich nicht mehr den einzelnen Betroffenen und der

Gesellschaft dient, sondern sich gegen die Beteiligten selbst richtet. Wir haben uns gefangen und kommen mit den sozialen und politischen Folgen des Machbaren nicht mehr zu Rande. Ich möchte schon jetzt zuweilen einfach die Augen verschließen. Ich habe genug vom Angebot und weiß, dass ich damit nicht allein bin. Es kotzt mich an, dass in den Spezialkliniken Beatmete liegen, ohne dass man einen Funken Ahnung hat, wohin man mit denselben nach all den phantastischen medizinischen Erfolgen eigentlich will. Ich weiß aber auch, dass dieses fatale System irgendwann kippen wird. Dieses Untergangsszenario möchte ich nicht mehr erleben.

Immer häufiger gerate ich in einen Zustand, in dem ich mir nichts anderes mehr wünsche, als einfach sterben zu können. Mein Wunsch hat viel zu tun mit diesem Problem des Machbaren, das zu wenig wahrgenommen wird und deshalb auch bis heute völlig ungeregelt ist. Unweigerlich fällt mir Goethes Zauberlehrling ein. Der Segen verkehrt sich in sein Gegenteil, aus Überfluss wird Überdruss und Last. Worum es mir geht, ist, auf diese Verkehrung der modernen Medizin hinzuweisen. Es ist dringend notwendig, sich darüber Gedanken zu machen. Meine Äußerungen sollen aber bitte nicht als das Plädoyer einer Undankbaren verstanden werden. Ich will mich nicht einfach gegen das richten, was man gerade auch für mich gemacht hat. Mein Heute verstehe ich nämlich dennoch als Folge zahlreicher, durchaus gut gemeinter Schritte. Unbeabsichtigt und ziemlich ahnungslos bin ich in eine Sackgasse hineingeraten. Jetzt könnte ich mich vor Wut und Verzweiflung mit Betäubungsmitteln «abfüllen» lassen. Aber das wäre nicht die richtige Lösung zum Sterben. Ich will diesen letzten Schritt bewusst und mit klaren Sinnen machen.

Unweigerlich stellt sich mir die Frage, ob in meinem Fall schon zu viel Medizin angewendet wurde. In Dankbarkeit kann ich nur sagen, es war viel – und, aus meiner momentanen verzweifelten Lage heraus gesprochen, zu viel. Das heißt aber nicht, dass mir die Vorstellung, nicht mehr zu sein, leicht fiele. Eine wirklich gute, mich selbst restlos überzeugende Antwort habe ich nicht. Das Dilemma ist perfekt, und daran trage ich schwer.

Erwartungen an Ärzte

Meine Erfahrungen mit der Ärzteschaft sind notgedrungen viel größer, als sie die meisten Menschen haben. Mit der Zeit bekam ich eine Vorstellung vom idealen Arzt, den es im richtigen Leben natürlich nicht gibt. Gerade in den entscheidenden Notfallsituationen bleibt uns so oder so oft keine Wahl. Hat man aber die Gelegenheit, selbst zu bestimmen, ist es umso wichtiger, auf einige Punkte zu achten.

An die erste Stelle würde ich die fachliche Kompetenz setzen. Das Richtige zu tun und das Falsche zu lassen ist immer die beste Hilfe. Wenn es an Wissen und Können mangelt, ist Hopfen und Malz verloren.

Dann käme für mich die Qualität der Aufklärung. Schicksalhafte Entscheidungen, wie ich sie im Fall meiner Krankheit immer wieder erlebe, erfordern möglichst genaue und umfassende Informationen. Erst dann ist ein echtes Abwägen von Pro und Kontra möglich – und damit eine selbstbestimmte, persönliche Entscheidung.

Ein wichtiges Anliegen wäre mir auch der respektvolle Umgang mit heiklen Situationen, in denen die Würde auf dem Spiel steht. Wird die Person in ihrer Einmaligkeit missachtet oder verletzt, entsteht zusätzliches Leiden, das umso schwerer wiegt, als man sich häufig – wie in meinem Fall – gar nicht mehr selbst wehren kann.

Am Schluss käme die Sympathie. Sie ist hilfreich und angenehm, doch im Vergleich zur fachlichen Kompetenz vernachlässigbar. Was nützt mir ein netter Arzt, wenn er aus falschem Mitleid zögerliche oder sogar für mich schädliche Entscheidungen trifft? Was ich stets fordere, auch von mir selbst, ist Wahrhaftigkeit – und keine suggestive Show.

Manche Patienten werden sich dieser Wertung nicht anschließen mögen, noch weniger vielleicht die Gesunden, denen die unerbittliche Erfahrung von Bedrohung fehlt. Ich weiß aber, wovon ich rede, wenn ich sage, dass man sich nur bei wirklichen «Könnern» aufgehoben fühlt, wenn es hart auf hart kommt.

Auseinandersetzungen mit der Pflege

Mein ganzes Leben spielt sich in und um mein Krankenbett ab. In dieser kleinen, mir eigenen und unentrinnbaren Welt wird es auch sein Ende finden. Das Schicksal hat mich auf Nehmen reduziert, also darf, kann oder muss mir gegeben werden. Ich habe nicht gewählt. Vielmehr ist es das Gegenteil von dem, was ich mir von meiner Existenz erhoffte. Ich bin eine Schuldnerin geworden, deren Bilanzen sich im übertragenen wie im wörtlichen Sinn immer nur in roten Zahlen bewegen. Die Folge sind Selbstvorwürfe, aber auch Vorwurfshaltungen von Menschen in meiner Umgebung. Beides geschieht in aller Regel unbeabsichtigt. Doch mit Wegsehen wird man der Sache ebenso wenig gerecht. Oft sind meine Erfahrungen schmerzlich und begleitet von quälenden Auseinandersetzungen.

Die zahllosen Schilderungen einer sich aufopfernden Pflege sind nicht selten reine Schönfärberei. Alles viel zu gut, um wahr zu sein! Frage ich bei den Kranken selbst nach, so zeigt sich ein Bild, das zum Schreien ist – und das nervt mich ungeheuer. Die meisten Betroffenen trauen sich in ihrer totalen Abhängigkeit nicht, Klartext zu reden. So will ich es tun: Zwischen ALS-Patienten und ihren Pflegenden gibt es große Spannungen!

Dankbarkeit

Trotz vieler Konflikte gelte ich als äußerst dankbare Patientin. Ich bin auch wirklich voller Wertschätzung für die tägliche Pflege und sage das oft und gerne. Für Außenstehende dürfte es nicht leicht verständlich sein, wie man für so etwas wie einen kalten Waschlappen im Gesicht Dank empfinden kann … Gleichzeitig bin ich aber auch müde geworden gegenüber meinem Schicksal, das mich zu dieser Haltung verdammt hat. Weshalb soll gerade ich immer dankbar sein?

Gemeinsam mit einem Mitpatienten habe ich einmal dem Pflegepersonal einen Fernseher für das Pikettzimmer geschenkt. Andere Patienten konnten diese Geste nicht recht verstehen und sagten Dinge wie: «Du spinnst wohl, diesen Leuten schenken wir aber ganz sicher nichts.» Solche Äußerungen entsetzen mich. Bestimmt kommt darin die ganze Wut über die Abhängigkeit zum Vorschein. So weit sollte es nicht kommen. Es gibt ja nicht nur Pflegende, die schlecht arbeiten. Im Gegenteil. Wie die Mehrzahl von ihnen ihre Aufgaben erfüllt, verdient höchste Anerkennung. Und immer wieder entstehen sogar freundschaftliche Beziehungen.

Wehrlosigkeit

Nur selten kann ich sagen, mit der Pflege sei alles gut. Körperliche Belastungen zu ertragen, daran habe ich mich gewöhnt. Auch dass ich den Beatmungsapparat nicht selbst steuern kann, schaffe ich zu akzeptieren. Oft gerate ich aber in Situationen, die ich als sehr ungerecht empfinde. Ich komme ins Hadern, und sei es nur für wenige Minuten.

So schrillte kürzlich innerhalb von fünf Minuten dreimal das Alarmsignal meiner Apparate, und die Pflegerin musste jedes Mal herbeieilen. Ich kriegte einen Klaps auf den Po und zu hören: «Jetzt ist aber fertig mit der Alarmerei.» Mit solchen Reaktionen habe ich Mühe. Oder es ging nachts um drei Uhr der Alarm los wegen Verschleimung der Trachealkanüle. Spätestens nach fünf Minuten hätte die Kanüle gereinigt werden sollen. Wieder einmal brauchte ich die Nachtpflegerin. Mit einem Ausdruck der Überforderung und Gehässigkeit eilte sie an mein Bett: «Was ist das für ein Lärm! Ich kann jetzt nicht kommen. Ich muss einer anderen Patientin, die nass geworden ist, die Kleider wechseln.» Schon wenig später kam sie aber wieder (in meinem Zustand der Hilflosigkeit und Angst war unendlich viel Zeit verstrichen), pflegte mich grob, indem sie eine Spur zu energisch und hastig absaugte, und sagte dazu noch: «Das ist heute eine Scheißnacht.» Dann löschte sie das Licht. Und noch bevor ich mich für ihre Hilfe bedanken konnte, hatte sie die Türe hinter sich geschlossen und mich der Dunkelheit meines Zimmers überlassen. Lange blieb ich wach. Ein anderes Mal surrte eine Fliege um mich herum. Sie landete immer wieder am rechten Mundwinkel und kroch fast in mich hinein. Die Pflegerin verscheuchte das lästige Insekt mehrmals mit ein paar nachlässigen Handbewegungen, ohne es aber richtig zu verfolgen und zu entfernen. Ich vermochte schließlich die widerliche Fliege einfach nicht mehr länger zu ertragen. Vor Demütigung und Aufgebrachtheit bekam ich den «Verleider». Ich rastete aus und riss mit ungelenker Kraft am Beatmungsschlauch. Die Zufuhr war unterbrochen. Ich wusste, dass es nach etwa zwei Minuten zu einem bedrohlichen Sauerstoffdefizit kommen würde, und sah eine Chance zu sterben. Statt mich sofort mit einem Beutel zu beatmen, machte sich die Pflegerin am Alarm gebenden Beatmungsgerät zu schaffen … Ich kann mich an das Folgende nicht mehr erinnern – nur, dass ich über mich selbst entsetzt war. Zunächst blieb der Vorfall eine Sache zwischen mir und der Pflegerin. Später erfuhr ich, dass im Pflegerapport doch noch die Rede davon war.

Wenn ich mich nun frage, ob ich so etwas nochmals tun würde, kann ich nicht einfach nein sagen. Schließlich ist mir schon wiederholt Ähnliches geschehen. Ich habe auch von anderen Langzeitbeatmeten gehört, dass Kurzschlussreaktionen gar nicht selten sind.

Wie wohl alle habe ich es nicht gerne, wenn etwas hinter meinem Rücken geschieht. Einmal erkundigte ich mich bei der Heimleitung, ob mit mir und meinem Verhalten alles in Ordnung sei. Ich wurde nur gerühmt. Als sich aber meine Eltern kurz darauf über die Art der Pflege beschwerten, tönte es gerade umgekehrt, und alles an mir wurde schlechtgemacht. Plötzlich war wieder die Rede von Problemen, die es schon lange gebe. Diese Wehrlosigkeit gegen Ungerechtigkeiten plagt mich unsäglich. Sonst würde mein Leben einigermaßen stimmen – so wie ich es mit der Entscheidung zur Tracheotomie bewusst angenommen habe.

Es geht auch anders. Während meines Aufenthalts in der Spezialklinik (als die Dauerbeatmung angepasst wurde) begegnete man mir im Fall eines Alarms nicht mit Vorwürfen oder sogar Beschimpfungen, noch hat man mich dort je erniedrigt oder wie ein lästiges kleines Kind behandelt. Vielmehr spürte ich Liebe und Respekt. Auch meiner Privatsphäre wurde Sorge getragen. Ich konnte dies zuerst gar nicht fassen und war so berührt, dass ich weinen musste. Auch wenn hin und wieder nicht alles rund lief, musste ich mir – zu meiner großen Erleichterung – nie ein schlechtes Gewissen machen.

Trotz meiner Schilderungen gebe ich aber nicht nur der Spezialklinik, sondern auch den Heimen gute Noten in

Bezug auf die Pflegequalität. Doch Pflege erschöpft sich nicht in physischer Anwesenheit und professionellem Handwerk. Viel wichtiger sind verständnisvolle Zuwendung, Sorge und Anteilnahme. Und bei Letzterem würden – gemessen am Benotungsstandard meines kaufmännischen Abschlusses – gewisse Institutionen in einigen Punkten durchfallen.

Schuldgefühle als Last

Um meine Existenz zu erhalten, muss ich dauernd fordern. Dies gehört zu den schwersten Belastungen. Meine Ansprüche, ob sie zu Recht bestehen oder nicht, führen zwangsläufig zu Vorwürfen der Betreuer. Entweder unverblümt oder unausgesprochen, immer aber für mich deutlich wahrnehmbar. Meine Ohnmacht diesen Vorhaltungen gegenüber ist eine enorme Last. Immer wieder empfinde ich tiefe Schuldgefühle, die mich in die Verzweiflung treiben.

Konflikte

Seit meiner Rückkehr aus der Spezialklinik – die ja alles andere als gewiss gewesen war – habe ich kein wirkliches Zuhause mehr. So verdiente die Wohngemeinschaft, in der ich schon früher zwei Jahre verbracht hatte, diesen Namen nicht ohne Einschränkung. Es kam hier zu vielen Situationen, in denen ich mich nicht verstanden fühlte. Die Leiterin, die mir beim Umzug meines Klaviers geholfen hatte, kritisierte mich oft. An allem Möglichen war ich schuld. Ich fühlte mich nicht mehr als mündige Person, sondern zurückversetzt in den Kindergarten. Angesichts meiner Wehrlosigkeit ein äußerst qualvoller Zustand.

In dieser Wohngemeinschaft ereignete sich auch etwas, das mich bis heute beschäftigt. Es ging darum, ob bei mir ein Langzeit-EKG gemacht werden sollte oder nicht. Die Leiterin war dagegen. Sie argumentierte – letztlich zum

Glück erfolglos –, dass ich mich vor zwei Monaten dafür entschieden hätte, mich nur noch palliativ behandeln zu lassen. Das war der Hammer. Schließlich handelte es sich um eine ärztliche Verordnung. Man versprach sich von den Untersuchungsergebnissen eine Klärung hinsichtlich Notwendigkeit und Verträglichkeit einer medikamentösen Kreislaufbehandlung. Die Verbesserung der Lebensqualität stand im Vordergrund. Offensichtlich hatte die Leiterin eine ganz eigene Vorstellung von palliativer Pflege. Ich verstand ihre Haltung so, als wolle man gar nichts mehr machen.

Ich bekam auch zu hören, die Vitalzeichen (Puls, Blutdruck, Temperatur) würden zu häufig gemessen, was zu einer übermäßigen Beanspruchung der Pflege führe. Diese Messungen erfolgten jedoch nur, weil sich meine Betreuer um mich sorgten. In ihrer liebevollen Verbundenheit wollten sie nichts unterlassen, was mir helfen könnte. Einmal hatte die Leiterin nach einer solchen Diskussion mein Zimmer gerade verlassen, als eine Pflegerin wegen meiner Gesichtsröte die Temperatur messen wollte. Zuerst sträubte ich mich gegen dieses Ansinnen: «Das ging dann von dir aus und nicht von mir!» Es zeigte sich, dass ich tatsächlich Fieber hatte …

Nicht immer verlangte ich nach Hilfe – oft bekam ich sie dennoch – nicht aus Berechnung oder aufgrund einer Vorschrift, sondern allein aus pflegerischer Sorgfalt und menschlicher Fürsorge. Es gibt also auch wirklich Gutes zu berichten.

Sterbebegleitung

Hart war es, als mir eine Pflegerin nahelegte, ich solle nicht nach dem Arzt verlangen; er habe sonst noch viel zu tun und brauche in der Nacht seine Ruhe. Das brachte mich an den Rand der Verzweiflung. Mein Hausarzt war mir ein großer Trost. Er gab mir bei einem seiner regelmäßigen Besuche das Versprechen, in allen schweren Momenten und jederzeit erreichbar zu sein und mich auch in den Tod zu begleiten.

Oft wurde gesagt (teilweise hinter meinem Rücken), ich würde ja sowieso verwöhnt von den Ärzten oder ich müsse nicht meinen, ich wäre etwas Besseres. In solchen Vorwürfen verbirgt sich eine große Portion Überlegenheitsgefühl und Eifersucht. Entscheidend für mich aber bleibt, dass ich mich bis zum Schluss voll auf meinen Hausarzt verlassen kann. Sollte ich nochmals in die Spezialklinik kommen, hätte ich in diesen bedrückenden Angelegenheiten weniger Sorge – dort fühle ich mich immer rundum aufgehoben.

Privatsphäre

Ein Leben ohne Privatsphäre ist kaum vorstellbar. Tatsächlich aber bin ich nie mehr ganz allein. Wirklich privat ist nur noch ganz wenig: E-Mail, SMS und mein Schlaf, den ich besonders schätze. Die fast pausenlose Nähe von Mitmenschen empfinde ich immer wieder als extreme Belastung. Den Pflegenden ist das durchaus bewusst, und man begegnet mir in der Regel mit dem nötigen Respekt. Leider aber kommt es immer wieder zu eigentlichen Übergriffen, die oberflächlich betrachtet vielleicht unbedeutend erscheinen und trotzdem unendlich weh tun. Beispielsweise wenn ich wehrlos zuschauen muss, wie jemand, ohne zu fragen, eine Postkarte von meinem Tischchen nimmt, sie umdreht und liest. Mir bleibt in so einem Fall nichts anderes übrig, als dies zu dulden und wegzustecken. Allmählich komme ich mit diesen Umständen besser zurecht. Wohl im Wissen, dass es in meiner Lage viel Schwierigeres zu bewältigen gibt.

Grenzüberschreitungen

Leider muss ich auch von ganz massiven Grenzüberschreitungen berichten. So geschah es einmal, dass ich abends alleine im dunklen Zimmer meine Hände zum Beten über der Brust gefaltet hatte. Da betrat eine Nachtwache, die mir Medikamente verabreichen wollte, das Zimmer, lachte und fragte mich, ob ich denn beten würde. «Ja, ich bete, lass mich in Ruhe.» Beten ist etwas so Intimes, dass man dabei unter keinen Umständen stören sollte und sich schon gar nicht darüber lustig machen darf.

Auch ein Ereignis auf der Intensivstation beschäftigt mich immer noch sehr. Ich lag im Koma. Gerade als meine Eltern auf die Station kamen, mussten sie mit ansehen, wie ich von einer inzwischen entlassenen Pflegerin mit Fäusten traktiert wurde. Sie schüttelte und kniff mich, weinte und sagte: «Tu nicht so dumm!» Die Folge war eine ansehnliche Zahl blauer Flecken.

Vor einigen Jahren wurde ich von einer Pflegefachperson sogar sexuell missbraucht. Mehr kann ich darüber nicht erzählen. In meiner ebenso hilflosen wie exponierten Lage darf aber die Gefahr von Übergriffen nicht unterschätzt werden. Vieles geschieht im Verborgenen und wird nie aufgedeckt. Hier ist Aufklärung dringend geboten – ungeachtet dessen, wie unangenehm und erschreckend dies für alle Beteiligten ist.

Fast nur Gutes

Schwarze Schafe sind die Ausnahme, die die Regel bestätigen. Es soll hier nicht der Eindruck erweckt werden, dass meine Betreuung grundsätzlich versagt. Doch ist es notwendig und tut mir gut, einmal den Kropf zu leeren. In Tat und Wahrheit bin ich von einer weißen «Herde» umgeben, die mich sehr behutsam umsorgt. Seelische wie körperliche Verletzungen werden zudem oft nicht absichtlich zugefügt. Sie sind die Folge einer unvermeidbaren Distanzlosigkeit in der Pflege – und im Übrigen gilt das ja allgemein für unser Zusammenleben. Was mir wichtig scheint, ist, ohne Beschönigungen darauf hinzuweisen, dass die totale Abhängigkeit eine schwere Last für Betroffene wie Pflegende bedeutet. Menschen, die vor einer ähnlichen Situation stehen, sollten um diese Probleme wissen.

Bedenke ich meine ganzen jahrelangen Erfahrungen in verschiedenen Pflegeumgebungen, komme ich doch zu einem beruhigenden, positiven Ergebnis. All das Gute, das mir zuteilgeworden ist, darf ich als großartig bezeichnen. Ich bin mir bewusst, dass ich meine ganze Kraft zum Leben daraus schöpfe. So geht auch vieles, was für mich getan wird, weit über das Notwendige hinaus. Dankbar denke ich an eine diplomierte Pflegerin zurück, die mich in ihrer Freizeit auf den Weihnachtsmarkt begleitete und dabei ständig meine Atemwege absaugte. Oder ich erinnere mich an eine Pflegerin, mit der ich eine nächtliche Reiberei hatte. Am nächsten Tag lieh sie mir ein Buch aus, wie wenn nichts gewesen wäre. Dieser unerwartete Akt der Zuwendung gab mir verlorenes Vertrauen zurück. Eigentlich banale Erlebnisse, nicht anders als im normalen Leben draußen. Doch angesichts meiner Lähmung empfinde ich vermutlich alles viel intensiver – im Schlechten wie im Guten.

Soziales Netz

Ohne Rückhalt bei Krankenkasse, Alters- und Hinterbliebenenversicherung (AHV), Invalidenversicherung (IV), Sozialhilfekommission und Kanton wären die aufwendigen Behandlungen und die umfangreichen Pflegemaßnahmen undenkbar. Damit verbunden ist aber ein über die Jahre enorm angewachsener «Organismus». Die Bereitstellung menschlicher Ressourcen und die Vielfalt technischer Einrichtungen samt der Frage der Finanzierbarkeit sind die Folge der medizinischen Machbarkeit. Mein bis ins Detail durchorganisiertes Überleben ist das Ergebnis einer Privilegierung auf dem Boden einer Wohlstandskultur. Andernorts wäre ich rettungslos verloren gewesen. Es ist aber gar nicht so leicht, in diesem Verteilungskampf die eigenen Interessen zu wahren und manchmal auch mit allen Mitteln verteidigen zu müssen. Auch das gehört zum alltäglichen Lastcharakter meiner Existenz. Wem gegenüber soll ich dankbar sein, wenn nicht jedem einzelnen Menschen, der sich meiner annimmt?

Krankenkasse

Es macht mich wütend und traurig, wenn ich sehe, dass die Krankenkassen für Behandlungen aus dem Wellness- und Esoterikbereich Unsummen ausschütten, ich aber aus der Spezialklinik vertrieben werde, weil man die Kostengutsprache verweigert. So etwas kann ich nie und nimmer begreifen.

Nicht so schnell vergessen werde ich eine Besprechung in der Spezialklinik mit der Fallmanagerin meiner Krankenkasse. Anwesend waren auch eine Sozialarbeiterin und ein Psychologe. Der Oberarzt war auf Abruf ebenfalls zur Teilnahme bereit. Unsere Seite erklärte ausführlich, wie es aus medizinischer Sicht um mich steht und weshalb ich noch für zwei weitere Wochen in der kostspieligen Spezialklinik bleiben sollte. Dabei ging es um das Anpassen der Nackenorthese (Stützeinrichtung für den Kopf im Sitzen), die es mir erlauben sollte, wieder im Rollstuhl zu sitzen, sowie um eine Feinabstimmung der Dosierung von Kortison. Am Ende der Verhandlung war die Fallmanagerin mit der beantragten Verlängerung einverstanden. Später stellte sich jedoch heraus, dass ein schwerwiegendes Missverständnis vorlag: Die Fallmanagerin war wahrscheinlich davon ausgegangen, eine der beiden zusätzlich zu bewilligenden Wochen sei bereits verstrichen.

Der Psychologe hatte zunächst verlangt, den Oberarzt beizuziehen, um die getroffene Vereinbarung schriftlich festzuhalten. Die Fallmanagerin sagte aber, dies sei nicht nötig. Wir akzeptierten die mündliche Vereinbarung, und das war ein großer Fehler. Eine Woche später erhielt der Stationsarzt von der Kasse den uns überraschenden Bescheid, die bewilligte Frist sei abgelaufen und jede weitere Leistungserbringung in der Spezialklinik habe mit dem heutigen Tage zu enden. Frau Sonja Balmer müsse noch gleichentags zurück ins Heim, wenn sie die Kosten nicht selbst übernehmen wolle. Wir einigten uns schließlich auf einen Kompromiss. Man gewährte mir eine Gnadenfrist von zwei Tagen zur Überbrückung des Wochenendes.

Das wirklich Schlimme an der Geschichte war, dass das damalige Heim, welches auf die Behandlung meiner Krankheit spezialisiert ist, keinen Rappen von der Krankenkasse erhielt. Es wurde in meinem Fall lediglich als Wohngemeinschaft und nicht als Pflegeheim eingestuft. Und dies, obschon es vom Kanton als Betreuungseinrichtung für schwergelähmte Menschen anerkannt ist. Wäre ich stattdessen in einem gewöhnlichen Alters- und Pflegeheim gewesen, hätte ich Anspruch auf die Leistungen der Krankenkasse gehabt. Wer um die Schwierigkeiten in der Pflege von Schwergelähmten weiß, dem ist klar, dass ein Wechsel in ein Alters- und Pflegeheim mein sicheres und rasches Ende bedeutet hätte. Jede noch so geringe Fehlbedienung der hochsensiblen Geräte oder auch die kleinste Komplikation kann den baldigen, ja sogar plötzlichen Tod zur Folge haben. Ein Umzug wäre für mich also einem Todesurteil gleichgekommen – bezahlt von der Krankenkasse. Ich teilte der Fallmanagerin deshalb mit, dass ich die

Schnauze voll hätte und lieber gleich sterben würde. Der Oberarzt war ganz frustriert und meinte, ich solle der Kasse nicht solche Sachen sagen, die würden doch nur auf meinen baldigen Tod warten. Meine Enttäuschung war enorm. Ich hatte Vertrauen in die Krankenkasse, mit der ich zuvor gute Erfahrungen gemacht hatte. Aber jetzt schien es mir zu heißen: Stirb schneller, Sonja.

Ich habe mich jetzt für eine ganz neue Art von Pflegezentrum entschieden. Man ist dort im Begriff, eine Station für Langzeitbeatmete aufzubauen – eine Seltenheit hierzulande! Auch verfügt man über ausreichende Kenntnisse in der Palliativpflege. Der Preis ist aber hoch. Ich verliere noch weiter an Selbstbestimmung. Dafür kann ich mich im letzten Lebensabschnitt auf das Wesentliche konzentrieren.

Wer zahlt, befiehlt – oder doch nicht?

Ich lebe ans Bett gebunden mitten in einem administrativen Dschungel. Ohne eine Schar guter Freunde, ohne meine Eltern und die Fachpersonen wäre ich völlig orientierungslos. Das liebe Geld ist für mich ein Alptraum, der mich oft verzweifeln lässt. Damit bin ich nicht allein. Die Frage ist längst reif, was mit all jenen geschehen soll, die eine ebenso anspruchsvolle wie hochtechnische Langzeitbetreuung benötigen, aber nicht in das klassische Schema eines Alters- und Pflegeheims passen. Die Betroffenen mögen sich eine spezialisierte Institution in einer zumutbaren Entfernung vom gewohnten Lebensmittelpunkt wünschen, dabei sind sie jedoch mit einer gewaltigen Finanzierungslücke konfrontiert. Bis jetzt ist die Rechnung nämlich ohne den Wirt gemacht worden, obwohl unablässig und immer üppiger aufgetischt wird. Für ein solches Pflegeheim sind die Leistungen der Alters- und Hinterbliebenenversicherung (AHV), des Kantons und der Pensionskasse unzureichend. Auch die Wohngemeinde muss beansprucht werden. Immerhin beteiligt sich die Krankenkasse an den Kosten für mein künftiges Heim.* Nicht abgedeckt sind jedoch Aufwendungen wie beispielsweise für das Internet. Obschon es für mich ein unverzichtbares Mittel der Kommunikation geworden ist, weil ich nicht mehr sprechen, sondern nur noch flüstern kann.

Unsere Zivilisation hat eine kleine, aber ganz spezielle Kategorie von Menschen geschaffen. Krankheitsbedingte Langzeitbeatmete wie ich leben auf der Grundlage technischer Möglichkeiten, ohne die damit verbundenen Kosten je begleichen zu können. Da unser Schicksal weder auf einen Unfall noch auf Fremdverschulden zurückzuführen ist, drohen wir durch die Maschen unserer sozialen Sicherheitsnetze zu fallen. So ist keine Unfall- oder Haftpflichtversicherung für uns zuständig.

Es mag hart klingen, aber ich wage zu sagen, dass in gewissen Fällen lebensverlängernde Maßnahmen nicht sinnvoll sind. Hier werden ethische Fragestellungen berührt, die grundsätzlich unser Verständnis von Leiden und Krankheit betreffen und die somit auch andere Problemkreise unseres Gesundheitswesens tangieren. Soll das Machbare begrenzt werden? Vielleicht zuletzt sogar durch eine knallharte finanzielle Barriere? Wer könnte dazu stehen?

Eine gegenteilige Haltung ist genauso denkbar. Damit meine ich eine beherzte Bejahung allen Lebens und unter allen Umständen. Die Inkaufnahme finanzieller Not, die nicht nur die Lebensqualität, sondern auch die Überlebenschance an sich vermindert, wäre dann aber nicht mehr vertretbar – und der Spruch «Wer zahlt, befiehlt» ohne Geltung.

Zwischen diesen extremen Polen liegen zahlreiche weitere mögliche Haltungen. Eines nur ist sonnenklar:

* Inzwischen ist Sonja Balmer umgezogen.

Eine öffentliche Debatte ist überfällig. Für die Betroffenen ist Abwarten oder sogar Wegschauen schlicht grausam.

Gute Erfahrungen mit der Invalidenversicherung

Meine Erfahrungen mit der Invalidenversicherung (IV) sind sehr positiv. Vor drei Jahren gab man mir die Gelegenheit, persönlich darzulegen, was es heißt, an ALS zu leiden – und ausnahmsweise lange damit zu überleben. Ich argumentierte, dass ich jetzt einen Rollstuhl und andere Hilfsmittel brauche, schon morgen aber vielleicht nicht mehr. Die zuständige IV-Stelle zeigte Verständnis für meine Ausnahmesituation. Mit ihrem unbürokratischen Verhalten bewies sie, dass sie auf komplexe Einzelfälle einzugehen weiß.

Ich bin jemand, der vorausdenkt. Das ist bei der IV gut angekommen. Der Grossteil meiner bisherigen Anträge wurde sachgerecht, großzügig und schnell behandelt – und zu meinen Gunsten gebilligt, so auch die Anschaffung eines augengesteuerten Computers. Natürlich fehlt mir für ein ausgewogenes Urteil ein Vergleich mit anderen Behinderten meiner Kategorie.

Auf der Flucht

Ich komme mir vor wie auf der Flucht. Immer wieder muss ich mir ein neues «Zuhause» suchen und werde von neuem davongejagt. Zu Beginn meiner Krankheit ging es von einer Spitex-Organisation zur nächsten, dann in die Spezialklinik, von dort in das spezialisierte Wohnheim und schließlich wieder in die Spezialklinik. Die Klinikeinweisungen hatten zwar medizinische Gründe, wurden aber auch in regelmäßigen Abständen notwendig, damit ich mich von der angespannten Situation im damaligen Wohnheim erholen konnte. Man versprach sich eine Entlastung aller Beteiligten – zu viele Konflikte prägten den Heimalltag. Dann kam ja die Kündigung …

Inzwischen ist mir klar geworden, dass ich entweder im spezialisierten Pflegezentrum oder in der Spezialklinik zu leben oder genauer zu überleben habe. Mir bleibt keine andere Wahl, es sei denn, wie gesagt, das klassische Alters- und Pflegeheim – zu Lasten der Krankenkasse und im Wissen, dass ich dort keine wirklich meiner Krankheit entsprechende Pflege erwarten kann.

Sinneswelt

Schmerz

Die Medizin unterscheidet körperliche und seelische Schmerzen. Diese Aufteilung ist aus meiner Sicht fragwürdig, aber doch brauchbar. Körperlicher Schmerz kann mich packen wie eine Kralle, die mich nicht mehr loslässt. Er betrifft Denken und Fühlen und lässt sich weder abschwächen noch ausschalten. An Blindheit könnte ich mich wohl gewöhnen, nicht aber an Schmerz. Er kann mich so gefangen nehmen, dass mir die Sinne schwinden. Äußerst schlimm waren für mich die «rheumatischen» Entzündungen an Gelenken, im Brustbereich und am Herzen (Polyserositis). Diese Beschwerden sind seither wiederholt aufgetreten.

Zu Schmerzen führt aber auch das Gelähmtsein an sich. Von der Bewegungsarmut betroffen sind vor allem wiederum die Gelenke. Meine Erfahrungen widersprechen also der weitverbreiteten Annahme, ALS verursache keine Schmerzen.

Dennoch werde ich mit der Bettlägerigkeit recht gut fertig. Mein Bett wird manchmal nach draußen geschoben, so dass ich die Natur erleben kann. Es gibt Schlimmeres als Liegen. Am Grausamsten bleibt der seelische Schmerz. Und dieser sucht mich oft erbarmungslos heim.

Berührung

Mein Berührungssinn ist völlig intakt. Dies entspricht dem klassischen Bild der Krankheit. Trotzdem sind manche Berührungen von unsäglichen Qualen begleitet, weil wegen der Lähmungen keine Bewegungen folgen können. So verursachen Fliegen, die von einem Bauernhof in der Nähe kommen, äußerst unangenehme Empfindungen, bisweilen sogar Ekel. Abwehren kann ich sie nur mit einer raschen Drehbewegung des Kopfes – wie gerade jetzt. Einmal habe ich vierzig Stück gezählt. Sie waren überall. Einige krabbelten mir gar bis an den Mund.

Nach dem sexuellen Übergriff konnte ich längere Zeit auch die gewöhnlichen pflegerischen Verrichtungen kaum ertragen. Von mir gewollte, bewusste Berührungen bedeuten mir dagegen sehr viel. Sie sind eine der raren Möglichkeiten, leibliche und seelische Kontakte mit der Außenwelt zu knüpfen. So schätze ich menschliche Berührungen über alles. Immer aber kann ich nur empfangen, nie geben. Schwergelähmte genießen besonders den Kontakt mit Wasser – und wenn möglich richtig. Ich hasse es beispielsweise, wenn man mich nur feucht abstaubt. Viel lieber mag ich kräftiges Schruppen. Dann erst spüre ich, dass ich richtig gewaschen werde. Ich sehne mich nach solchen starken Empfindungen, muss aber darauf hoffen und mich oft dafür wehren – nicht so bei meiner Lieblingspflegerin. Sie fasst mich gern am Arm, und das tut gut.

Hören

Musik höre ich so viel wie nie zuvor. Mein Gehör ist sensibel geworden und hat eine neue, ungeahnte Qualität bekommen. Ich habe viel Zeit zum Üben. Bei offener Zimmertür kann ich allein an den Schritten im Korridor meine Pflegerinnen unterscheiden.

Kulinarisches

Kulinarische Genüsse kenne ich fast keine mehr. Getränke und Speisen gelangen größtenteils über die PEG-Sonde direkt in den Magen. Auch Empfindungen wie Hunger oder Appetit sind mir fremd geworden. Geblieben ist aber die Lust an der Vorstellung von Essen und Trinken. So hätte ich etwa gern hin und wieder ein Glas Wein.

Gerade in diesem Augenblick gibt mir die Seelsorgerin eine Tasse Kaffee zu trinken. Das Getränk fließt einfach in mich hinein, weder kann ich schlucken noch den Geschmack kosten. Wir müssen höllisch aufpassen, dass nichts in den falschen Hals gerät. Ich spüre einzig die angenehme, erfrischende und belebende Wirkung.

Schöpferisches Tun

Meine Freude an schöpferischer Tätigkeit geht zurück, so weit meine Erinnerung reicht. Oft verspüre ich einen unwiderstehlichen Drang, mich kreativ zu versuchen. Dies wurde sicher begünstigt durch die Schwäche in den Beinen. Wenn man so will, hat die Krankheit wenigstens in diesem Bereich ihr Gutes. Auch schenkte mir die Behinderung viel Zeit, vermutlich viel mehr, als den meisten Frauen meines Alters je zur Verfügung steht. Den unfreiwilligen Verzicht auf Berufstätigkeit und Freizeitaktivitäten empfand ich also zum einen als großes Opfer, zum anderen bekam ich dadurch die Freiheit zum kreativen Schaffen. Und diese wollte ich nutzen. Dabei kam mir nicht nur meine künstlerische Begabung zugute, sondern auch die tatkräftige Unterstützung von Mitmenschen.

Musik, Fotografieren, Malerei und Schreiben haben für mich den gleichen Stellenwert. Doch gab es immer Phasen, in denen das eine oder das andere im Vordergrund stand.

Musizieren

Musiziert habe ich bereits lange vor meiner Erkrankung. Als Kind übte ich zuerst auf einem alten Piano. Als Dank für meine Fortschritte bekam ich ein schwarzes Bechstein-Klavier. Bis zum Alter von 22 Jahren spielte ich fleißig. Ich beherrschte anspruchsvollere Stücke wie etwa einen Chopin-Walzer mit unendlich langen Folgen von Triolen. Vor fünf Jahren musste ich das Spielen aufgeben. Mit großer Wehmut verkaufte ich mein Klavier. Obschon die Lähmungen weiter zunahmen, schaffte ich mir mit Hilfe der Leiterin der Wohngemeinschaft nochmals ein Klavier an. Ich ließ das Klavier in die Cafeteria des Heims stellen. Mit neuem Mut musizierte ich einige Monate lang. Zu jener Zeit hingen die Oberarme schon kraftlos herunter, so dass ich nicht mehr ohne Hilfe essen konnte. Die Kontrolle über die Finger war aber noch ausreichend vorhanden. Mein Klavierspiel hörte sich noch wirklich gut an. Einer der Mitbewohner aber beklagte sich darüber: «Gottverdammt, Klavier spielen kann sie, aber zum Essen langt es ihr nicht.» Anders als die Pflegenden gab die Heimleitung diesem Querulanten recht und meinte, dass ich jetzt wieder selbst essen könne.

Das Klavier stand noch für eine Weile an seinem Platz, von den Mitbewohnern wurde es aber weniger benutzt als malträtiert. Es diente als Ablage für Bücher, Zeitschriften und Aschenbecher. Das musste ich mir täglich mit ansehen – Ende der Karriere.

Fotografieren

Fotografieren war mir eine Zeit lang sehr wichtig. Vom Apparat und von seiner Technik hatte ich zwar keine große Ahnung. Ich knipste einfach drauf los. Bevorzugt fotografierte ich Motive im Nahbereich, hauptsächlich Blumen oder Tiere. Fast endlos war beispielsweise meine Geduld, um fliegende Libellen auf Film zu bannen. Ich saß stundenlang im Gras auf der Lauer. Nachlaufen konnte ich ihnen ja nicht. Eines Tages aber wurde mir die Kamera zu schwer. Ich schaffte es nicht mehr, sie richtig im Anschlag zu halten und mit ihr zu hantieren – Ende der Vorstellung.

Malerei

Die Lähmungen waren bereits fortgeschritten, als ich die Arbeit mit Zeichenstift, Pinsel und Farben richtig ernst zu nehmen begann. Bald machte ich stunden-, ja tagelang nichts anderes mehr. Zu meiner großen Freude und Genugtuung durfte ich die Bilder ausstellen und sogar im Fernsehen und in einer Internet-Galerie präsentieren. Das Aquarell einer Feder schmückt mein Buch «Gedanken sind Früchte», das 2001 erschienen ist. Zu dieser Zeit waren Schreiben und Malen meine Hauptbeschäftigungen. Dank der bildlichen Darstellung fiel mir auch die Suche nach präzisen Aussagen leichter. Zuletzt malte ich in Öl. So schuf ich meine liebsten Bilder, «Waldweg im Herbst», «Brücke zum Leben» (Abb. S. 41) und «Sinai» (Abb. S. 45).

Die Bilder sind Ausdruck meines gelähmten Daseins. Man kann sie – und das wird mir auch immer wieder gesagt – als Botschaften aus einer anderen Welt verstehen. Heute, da ich – von einigen Versuchen der Mundmalerei abgesehen – nicht mehr malen kann, erfüllt mich die Erinnerung daran mit großer Freude.

Doch Kreativität bleibt für mich sehr wichtig. Kürzlich wollte man mir jemanden schicken, um mich zu «beschäftigen». Ich lehnte ab. Ich hasse das Gefühl, nichts mehr zustande bringen zu können. Nicht meine Ideen, sondern die Möglichkeiten des Umsetzens sind am Erlöschen. Der Drang zum Schaffen ist ungebrochen. Ich suche deshalb nach neuen Ausdrucksformen. Für Außenstehende mögen meine Versuche unverständlich, ja bisweilen sogar lächerlich sein. So ließ ich kürzlich ein schweres Sofa wegtragen und dafür Stühle ins Zimmer stellen. Auch dirigierte ich das Ankleben farbiger Sterne an Wänden und Decken – «… und dabei will sie doch sterben!» Manche Pflegende fanden mein Verhalten einfach nur komisch und konnten mich nicht begreifen. In meinen Augen waren sie schlicht überfordert. Für mich jedenfalls ergaben diese Handlungen einen Sinn. So überlegte ich mir, dass meine Freunde nicht auf dem Bettrand, sondern auf richtigen Stühlen sitzen sollten. Ich brauche diese eigenständige Installation, auch zum Sterben.

Schreiben

Es kam der Moment, als die Malerei selbst mit ausgeklügelten Hilfsmitteln wie Armstützen nicht mehr möglich war. So wurde das Schreiben immer wichtiger. Es erscheint mir von allen schöpferischen Tätigkeiten am anspruchsvollsten. Etwas bildhaft in Worte zu kleiden oder eine Situation genau zu beschreiben ist immer eine große Herausforderung. Mein zweites Buch «Atemlos» (2006) wurde ebenso wie mein Erstling ein Erfolg. Das tat gut. Das Buch handelt von meiner aussichtslosen Lage als künstlich Beatmete. Darin wage ich eine vertiefte Auseinandersetzung mit meiner Abhängigkeit und meinem Sterben. Rückblickend wird mir bewusst, dass sich mein Denken über all die Jahre gewandelt hat. Immer neue und ungeahnte Facetten treten hervor. Manches wiegt heute schwerer. Die fortschreitende Enge lässt mich stärker zweifeln.

Die Schwäche ist mittlerweile so ausgeprägt, dass ich auf dem Laptop nur noch mit dem linken Zeigefinger tippen kann. Für eine einzige A4-Seite brauche ich gut vier Stunden – und das unter größten Anstrengungen. Neuerdings steht mir ein Computer zur Verfügung, den ich zu meiner großen Freude präzise mit den Augen steuern kann. Leider sind aber die Standardprogramme für Text und Korrespondenz noch nicht installiert.

Öffentlichkeit

Ich bin weder vereinsamt noch verstummt. Im Gegenteil. Ich pflege vielfältige Kontakte zur «Außenwelt». Sich mitzuteilen, aber auch zuhören zu können ist so wichtig und belebend. Es kostet auch viel Kraft, die ich jedoch gerne aufbringe.

In meiner Rolle als Berichterstatterin aus einer anderen Welt werde ich von meiner Familie sehr unterstützt. Kürzlich schrieb mir Mutter, ich hätte viel zu sagen und solle alles «auspacken». Das verursacht eine gewisse Angst vor der Verantwortung und vor Reaktionen auf von mir geäußerte Kritik. Angst haben aber auch die Institutionen. Sie können sich negative Berichte in den Medien nicht leisten.

Selbsthilfe

Ich stehe mit verschiedenen Selbsthilfeorganisationen, die sich mit ALS befassen, in engem Kontakt. Manchmal wird für meinen Geschmack zu sehr über medizinische Aspekte diskutiert, etwa über die Frage einer Unterscheidung von PLS und ALS. Selbstverständlich sind aber auch die alltäglichen Auswirkungen der Krankheit ein Thema. Die Meinungen gehen nicht selten ziemlich auseinander. Oft bekommt man dennoch nützliche Hinweise. Natürlich bringe ich selbst auch immer wieder Ratschläge ein, die von Miterkrankten dankbar aufgenommen werden.

An öffentlichen Diskussionen, namentlich im Internet, stört mich immer wieder, dass man ALS-Betroffene vorschnell als tapfer bezeichnet. Wer wie ich notgedrungen hinter die Kulissen blicken kann, macht andere Erfahrungen. Die aufmerksame Beobachtung zeigt erst, unter welchen Entbehrungen diese scheinbare Tapferkeit der harten Realität abgerungen wird. Auch das schönfärberische Bild des sich aufopfernden Lebenspartners weist in Wirklichkeit oft hässliche Kratzer auf. Mit Selbsthilfegruppen, die für verstorbene ALS-Kranke Abschiedsfeiern zelebrieren, weiß ich nichts anzufangen.

Wirklich gute Informationen über ALS – medizinische Fachbücher stehen hier nicht zur Diskussion – muss man sich aus einem ziemlichen Schrotthaufen herausziehen. Eine ausgezeichnete Adresse ist die «Deutsche Muskelgesellschaft». Betroffene erhalten selbst bei heiklen Fragen ebenso differenzierte wie prompte Antworten – und zwar von kompetenten Ärzten. In der Schweiz ist mir keine vergleichbare Dienstleistung bekannt. Empfehlen kann ich allerdings die umfassende Übersicht von Professor Kai Rösler auf der Website «neurohelp.ch».

Vorbildfunktion

Ohne falsche Bescheidenheit darf ich wohl sagen, dass ich zu einem Vorbild für den bewussten Umgang mit ALS geworden bin. Das liegt nicht nur an meiner schöpferischen Tätigkeit und meinen praktischen Ratschlägen, sondern auch am Mut zur Medienpräsenz. Ich mag aber nicht als Heldin dargestellt werden. Meine eigene Lage im Mikroklima von Pflege und Heimalltag ist dadurch keineswegs leichter oder gar privilegiert geworden. Vielmehr ist man geradezu bemüht, mich gleich zu behandeln wie alle anderen. Dieser schematische Ansatz ist so oder so falsch. Zwar sind alle Menschen gleich, in einem gewissen Sinn aber auch ganz verschieden. Jeder ALS-Patient bringt seine eigenen Voraussetzungen mit, sei es in Bezug auf das Krankheitsstadium, sei es hinsichtlich der Ausprägung des Krankheitsprozesses, der in ungezählten Variationen ablaufen kann. Dazu kommen charakterliche Eigenheiten sowie erhebliche Unterschiede im Erleben der Krankheit.

Die Reaktionen von Pflegenden, Therapeuten, Ärzten und Betroffenen auf meine vielen Aktivitäten sind überwiegend positiv. Die meisten finden es gut, dass ich Klartext rede und nicht hinter vorgehaltener Hand über die Probleme von ALS-Patienten spreche. Ein Klinikdirektor hat in Anwesenheit seiner Mitarbeiter einmal gesagt, es gebe wohl keine bessere Fachperson als mich. Ich weiß ziemlich gut Bescheid über Themen wie künstliche Beatmung, einschließlich der komplizierten technischen Aspekte.

Medien

Die Arbeit mit den Medien ist für mich der biografische Höhepunkt. Ich bin stolz auf das Erreichte. Nichts wollte ich anders gemacht haben. Es hat mir persönlich sehr viel gebracht. Obschon zu Hause durchaus keck, war ich in der Sekundarschulzeit vom Typ her doch sehr still und introvertiert. Immer wieder erlebte ich Demütigungen und Hintansetzungen. Meine heutige Selbstsicherheit im Umgang mit den Medien passt nicht zu meiner früheren Rolle. Ideen hatte ich zwar schon immer und auch das Bedürfnis, sie anderen mitzuteilen. So schrieb ich mit zwanzig Jahren Herrn Bundesrat Delamuraz einen Brief wegen der Kontroverse um die Patentierung von Leben – und bekam sogar eine persönliche Antwort. Nun finde ich breite Beachtung. Das versöhnt mich mit der Vergangenheit und mit dem Schicksal.

Das erste Mal habe ich am 12. September 2001 ein Fernsehstudio von innen gesehen – eine unbekannte Welt mit völlig neuen Eindrücken. Ich durfte in zahlreichen Sendungen über meine Erfahrungen mit ALS berichten. Die Aufgabe als Berichterstatterin erfüllte mich mit großem Ernst und mit Begeisterung. Ich befand mich in einer außergewöhnlichen Hochstimmung. Im Rückblick erscheint mir mein Verhalten richtig. Natürlich gab es auch weniger Erfreuliches. So wurde ich nur von zwei Ärzten wirklich gut ins Team integriert, sowohl vor wie auch hinter den Kulissen. Die übrigen Ärzte kümmerten sich abseits der Kamera keinen Deut um mich oder die anderen Patienten.

Verschiedentlich war ich in der Sendung «Gesundheit Sprechstunde» des Schweizer Fernsehens, einmal sogar mit einer Auswahl meiner Ölbilder. Der Moderator Dr. Samuel Stutz ist ein cleverer Organisator und Showman. Nie aber hat er meine Auftritte missbraucht. Privat zeigt er sich übrigens von einer ganz anderen Seite. Er ist sehr umgänglich und menschlich. Hin und wieder korrespondierten wir noch per E-Mail. Auch in Kurt Aeschbachers bekannter Show war ich einmal Gast. Vor einiger Zeit schickte er mir einen Kartengruß, was mich sehr freute.

Als ALS-Kranke in der Öffentlichkeit zu stehen birgt auch Gefahren. Jetzt bin ich froh, dass diese Verantwortung allmählich von mir gewichen ist. Ich wollte Gutes tun und beitragen zu einem positiven Umgang mit einer schwierigen, wenig bekannten Krankheit. Das Erreichte gibt mir ein Gefühl von Zufriedenheit. Ich schöpfe daraus bis heute Kraft.

Seit ich sterben möchte, lasse ich alles stiller werden. Kontakte schätze ich aber nach wie vor. Nur will ich behutsam und bewusst damit umgehen. Vor wenigen Tagen besuchte mich das Team einer lokalen Fernsehstation. Ich schaffte den Auftritt locker. Die Skrupellosigkeit der Medien macht mich aber bisweilen auch traurig. Als ich damals an der Sepsis fast gestorben bin, ist dies publik geworden. Sogleich rauschte ein Fernsehteam an, um dieses Ereignis ja nicht zu verpassen. Wie sich zeigte, vergeblich.

Ich habe deshalb beschlossen, dass selbst gute Freunde beim Fernsehen erst nach «Sendeschluss» von meinem Tod erfahren sollen.

Stephen Hawking

Über diesen großen Geist in einem schwerstgelähmten Körper habe ich schon viel gehört und gelesen. Auch verfolge ich sein Schicksal in Fernsehsendungen. Er ist für mich und viele andere in meiner oder in einer ähnlichen Lage ein Vorbild. Er weiß, was es heißt, mit einer Tracheotomie zu leben. Er ist ebenfalls auf eine dauernde künstliche Beatmung angewiesen. Offenbar wurde dieser Eingriff bei ihm überraschend wegen einer Lungenkomplikation notwendig und hat ihm für immer die Sprache geraubt. Als einmal die Rede davon war, dass die Tracheotomie bei ihm rückgängig gemacht werden sollte, was allerdings nicht geschah, dachte ich zunächst, er wolle nicht mehr weiterleben.

Es ist einer meiner ganz großen Wünsche, ihm einmal persönlich zu begegnen. Phantastisch, wenn er mich besuchen käme! Dann möchte ich mit ihm aber nicht über ALS sprechen, sondern über seine umfassende Weise, die Welt zu erklären.

Lebensgefühl

Was gibt mir das Leben? Was habe ich noch zu erwarten? Fragen, auf die ich keine Antworten finde und die ich nur schwer mit Nicht-Betroffenen teilen kann. Zweifel kommen auf über den Wert des Lebens, wenn jedes körperliche Wohlgefühl und jede Schaffenskraft ausbleibt, dafür aber immer mehr Beschwerden auftreten.

Während ich mich kaum mehr rühren kann, bewegen sich umso mehr die Gedanken. Ich fliehe aus dem Zustand der totalen Gebundenheit, sehe tiefer in und hinter die

Dinge. Wenn ich einen Baum betrachte, dringe ich gewissermaßen in sein Inneres, werde ich zum Baum selbst.

Meinem Bett gegenüber steht ein Aquarium. Es hilft mir bei Atemnot. Ich schaue gebannt zu, wie sich die Fischlein bewegen und mit Leichtigkeit atmen. Das nimmt mir die eigene Beklemmung und beruhigt mich.

Dünnhäutigkeit

Ich bin dünnhäutig geworden. Wohl deshalb, weil mich die Menschen in meiner Umgebung häufig nicht mehr verstehen. Anders ist dies bei wirklichen Freunden, sie wünsche ich mir ständig herbei. Viele vermeintliche Freunde sind mit der Zeit hingegen einfach weggeblieben.

Kürzlich besuchte mich eine Frau, der ich einst in schwierigen Angelegenheiten beigestanden hatte. Ihr Besuch dauerte volle zwei Minuten. Sie starrte mich und mein mit Schläuchen und fauchenden Apparaten vollgestopftes Zimmer mit entsetzten Augen an und machte dann auf dem Absatz kehrt. Anderntags ließ sie mir per Express einen Brief zukommen, worin sie sich von mir verabschiedete, als wäre ich schon so gut wie tot. Dabei bedankte sie sich noch einmal für alles, was ich für sie in der Zeit unserer Freundschaft getan hatte: «Du warst so lieb zu mir.» Diese Zeilen machten mich zutiefst traurig. Ich suchte Hilfe bei einer Pflegerin und zog sie ins Vertrauen. Sie kam zu einer unerwarteten und für mich wenig erbaulichen Schlussfolgerung: «Hast du dir schon einmal überlegt, was du eigentlich ausstrahlst?»

Beschäftigung

Der Tagesablauf wird diktiert durch die pflegerischen Maßnahmen, die mich fast pausenlos wach halten. Sämtliche Verrichtungen zusammengenommen benötigen über zehn Stunden. Die übrige Zeit bin ich meist sehr müde und schläfrig. Seit Monaten schlafe ich insgesamt sehr lange, 14 bis 18 Stunden täglich. Auch träume ich viel mehr. Neuerdings erlebe ich mich dabei nicht mehr im Rollstuhl sitzend und künstlich beatmet, sondern wieder als gesunde Person.

Phasen heller Wachheit sind seltener geworden. Was immer ich sehe und höre, nimmt mich dann aber voll gefangen. Meist zielen die Gedanken auf alltägliche Geschehnisse, die Familie und Freunde oder auf die anstehende Korrespondenz. Momente der Stille oder des Versunkenseins sind mittlerweile rar. Nur noch für wenige Minuten bleibe ich mit meinen kreisenden Gedanken ganz ungestört und allein.

Hören, Sehen und Denken sind meine wichtigsten Aktivitäten. Viel Zeit verbringe ich mit Hörbüchern. Sie schaffen mir eine eigene Welt, an der ich bequem und uneingeschränkt teilnehmen kann. Das gleiche Glück empfinde ich beim Musikhören. Auch Lesen hat einen sehr hohen Stellenwert für mich. Dabei übernimmt eine Maschine das Wenden der Seiten. Ein Leben ohne Bücher ist für mich unvorstellbar, ja wäre nicht zum Aushalten. Fernsehen hingegen bedeutet mir nichts, es lässt diese imaginären Ausflüge nicht zu. Die rasch wechselnden Eindrücke gehen irgendwie an mir vorbei.

Dann gibt es auch die Momente, in denen gar nichts mehr geht. So konnte ich gestern die Arme kein bisschen bewegen. Das war schrecklich. Ohne Beschäftigung wird mir die Zeit unerträglich lang.

Verständigung

Technische Hilfen, seien es Geräte zum Atmen, zum Sprechen oder zum Lenken des Rollstuhls, haben mich anfangs in helle Aufregung versetzt. Diese Begeisterung hat sich mit der totalen Abhängigkeit verflüchtigt. Heute habe ich den Eindruck, dass mit der Technik das Menschliche schwindet. Wer mein Gesicht sehen will, muss zuerst die Apparate zur Seite schieben. Die Person Sonja geht gewissermaßen im Rollstuhl und zwischen den daran befestigten Geräten unter. Die nonverbale Kommunikation ist dadurch stark eingeschränkt. Das wiegt vor allem im Kontakt mit unbekannten Besuchern schwer. Sie starren meine Apparaturen an, ohne mich und meine Mimik noch richtig wahrzunehmen. Mir selbst entgeht diese zwischenmenschliche Orientierungslosigkeit natürlich nicht.

Bei einem Alarm blicken viele Pflegende zuerst auf das Beatmungsgerät. Würden sie mich und meine blauen Lippen anschauen, wäre die Atemnot leicht zu erkennen. So etwas ist mir nur schwer verständlich, tut weh und verunsichert mich. Es gibt aber Bekannte und Pflegende, die meine Freude, Angst, Empörung, Wut oder Trauer unvermittelt und mühelos am Gesichtsausdruck ablesen. Zwei Pflegerinnen sind so geübt, dass ich für sie wie ein offenes Buch bin. Sie sehen immer, was ich brauche, sogar ob ich Durst habe – um nichts muss ich hier betteln.

Kurze Glücksmomente, unerträgliche Qualen

Leben braucht Sinn, sonst haben Glücksgefühle keinen Boden. Obwohl ich schwer krank bin, schätze ich mich immer noch als eine recht glückliche Person ein. Eigentliche Glückszustände sind aber selten geworden und nie von langer Dauer. So kenne ich kein freudvolles Dasein mehr, das über Tage oder vielleicht sogar Wochen anhält. Jetzt handelt es sich um glückliche Momente, gemessen in Minuten oder höchstens Stunden. Der Rest ist bestimmt vom Leiden.

Wirklich unerträglich sind aber eigentlich nur die seelischen Qualen, etwa wenn ich gewisse Sprüche von Besuchern oder Pflegenden in völliger Wehrlosigkeit hinnehmen muss. Dagegen gibt es keine Medizin.

Müsste ich hier und heute Bilanz ziehen, sie wäre zwiespältig. Meine Lebensqualität ist schwer einzuschätzen. Je nach Situation bin ich schwankend. Wichtig ist, dass es die kleinen Freuden noch gibt. Das Lebensgefühl ist noch nicht überschwemmt vom Leid. Und selbst unerträgliche Qualen sind von kürzerer Dauer – das ist wenigstens ein Trost. Wohl oder übel musste ich ja auch lernen, damit umzugehen.

Krankheitsgefühl

Die ALS ruft kein eigentliches Krankheitsgefühl hervor. So steht es in den Medizinbüchern, und so kenne ich es auch aus meiner Erfahrung. Die schleichende Lähmung verläuft unspürbar und ohne Auswirkungen auf die Vitalität. Allerdings kommt es im Verlauf der Krankheit immer wieder zu verschiedenen Komplikationen wie Lungenentzündungen oder anderen Infekten. Das alles ist aber vorübergehend.

Mit dem Fortschreiten der Lähmungen wird das Krankheitsgefühl stärker. Immer noch ist es nicht die Krankheit selbst, sondern sind es die besonderen Begleitumstände, die mir das Kranksein schmerzlich bewusst machen. Dies betrifft vor allem Verrichtungen, die zum Lebenserhalt notwendig sind: das Absaugen des Bronchialsekrets, das Reinigen der Trachealkanüle, die Pflege und der Gebrauch der PEG-Sonde und vieles mehr. Die bloße Anwesenheit dieser Apparaturen macht mich krank.

Im Vergleich mit anderen ALS-Betroffenen fällt mir auf, dass meine Alterskategorie, die Dreißig- bis Fünfzigjährigen, besonders schwer zu leiden hat. Ältere ALS-Kranke haben es sicher auch nicht leicht, scheinen aber mit ihrem Schicksal viel besser umgehen zu können. Das mag wohl an einem geringeren Anteil an unerfüllten Erwartungen liegen.

Über mich, Sonja

Facetten

Wie ich mich selbst sehe? Eine meiner Charaktereigenschaften ist sicher kein Geheimnis: die ausgeprägte Neugier. Vermutlich ist sie der Grund für meinen offenen Umgang mit der Krankheit. Ich wollte immer verstehen, was mit mir geschieht. Mittlerweile ist vieles anders geworden. Vom Leben brauche ich nicht mehr viel zu wissen. So ist mir auch schon längere Zeit jede Lust abhandengekommen, das aktuelle Tagesgeschehen zu verfolgen. Das alles hat für mich keine Bedeutung mehr. Vielmehr mache ich mir Gedanken darüber, was nachher kommen wird. Darauf bin ich neugierig.

Und das Äußere? Mitbewohnerinnen im Heim haben mich schon gefragt, weshalb ich immer so herausgeputzt sei. Hübsche Sachen trage man doch nur für die Leute von draußen, keinesfalls für jene, die einem bloß den Hintern putzen. Ich denke da ganz anders und will immer schön gekleidet sein. Dies nicht zu können würde mein Krankheitsgefühl sicher verstärken.

Gedanken über Zukunft und Vergangenheit

Das Alltägliche nimmt mich durchaus gefangen, wenn auch überwiegend in seiner ganzen Belanglosigkeit. Nicht mehr so oft denke ich an die Zukunft. Das Morgen erscheint mir ohne Weite, hat seinen Glanz verloren und ist bedeutungsarm geworden. Allerdings beschäftige ich mich trotz des Verlusts einer Lebensperspektive mit einem Psychologiestudium.

Wesentlich mehr Raum und Gewicht hat das Vergangene erhalten. Die Gedanken wandern manchmal weit zurück bis zu den frühesten Eindrücken als Kleinkind. Einzelne Bilder kommen ins Bewusstsein, von denen ich nichts mehr wusste. So kann ich Mutter von einem dunkelbraunen, längst entsorgten Holzmöbel aus dem Kinderzimmer erzählen. Dabei wird in mir der Geruch des Möbels in aller Deutlichkeit wach. Auch das Wiederhören von Musik aus jener Zeit ruft in mir klare und sinnliche Bilder hervor. Ich staune über mein Gehirn. Mutter bestätigt die Richtigkeit dieser Erinnerungen. Gewisse Leute halten solches für unmöglich. Wie dem auch sei.

Auch die Jahre als widerspenstiger Teenager sind wieder lebendig geworden. Gedanken und Bilder scheinen auf, wie ich sie früher nie gehabt habe. So erinnere ich mich genau an die Gefühle, die ich für meine Eltern und für ihr Tun empfand. Ich sehe deutlich, wie ich damals ihr Verhalten mir gegenüber einschätzte. Vieles, was mir schlicht «blöd» vorkam, finde ich auf einmal richtig. Endlich erkenne ich, mit wie viel Herz, Umsicht und Rücksichtnahme meine Eltern für mich da waren. Das weckt in mir Gefühle großen Respekts und tiefer Dankbarkeit.

Woher die gute Laune?

Ich bin selten wirklich schlecht gelaunt. Vielleicht verdanke ich das meinem guten Schlaf, ganz nach dem Motto «Ein gutes Gewissen ist ein sanftes Ruhekissen». Ich habe die Menschen gerne, und es ist wohl meine Art, dies mit guter Laune zu zeigen. Ja, in einem gewissen Sinn fühle ich mich dazu sogar verpflichtet. So kann es geschehen, dass ich mich aus einem Gefühl der Schuldigkeit zusammenreiße, obschon ich mich in Wirklichkeit ganz anders fühle.

Trotz

Dass ich auf stur schalte, kommt vor, wenn auch selten. In gewissen Situationen kann es aber die letzte Möglichkeit sein, um etwas Wichtiges durchzusetzen. So erreichte ich mit trotzigen Drohgebärden, dass man die Verbände täglich wechselt. Geschieht dies nur jeden zweiten Tag, drohen eher Infektionen.

Angst

Die Ängste haben sich gewandelt. Anders als früher verspüre ich viel weniger Angst vor dem Sterben. Manchmal steigt diese Angst dennoch in mir auf. Angst habe ich vor Fehlern bei der Pflege und der Bedienung meiner Apparaturen. Pflegende wie ich selbst mussten hier viel lernen. Schlimm war meine Angst vor dem Herunterfallen eines Beatmungsschlauches. Es stellte sich jedoch heraus, dass die Angst davor schlimmer war, als wenn es trotzdem einmal geschah. Vor zwei Jahren überfielen mich in einem solchen Fall unnötige Todesängste. Heute würde mir das nicht mehr passieren.

Was mich jetzt am meisten ängstigt, ist die Vorstellung eines totalen «Locked-in» (Eingesperrtseins). Ich habe davon bei anderen Patienten gehört. Bei ihnen sind die Lähmungen dermaßen ausgeprägt, dass sie sich nur noch mit Augenbewegungen verständlich machen können. Das wühlt mich auf. Die Aussicht, dass die Kräfte restlos schwinden, der Geist aber hellwach bleibt, ja vielleicht sogar noch wacher wird, ist extrem belastend. Noch gibt es zu wenig Erkenntnisse über solche Grenzzustände, in denen bei vollem Bewusstsein die Fähigkeit zur Mitteilung schließlich ganz versiegt. Die Zahl der ALS-Patienten, die über Jahrzehnte mit Hilfe der künstlichen Beatmung überleben, ist bislang einfach zu gering. Doch die Möglichkeiten der modernen Medizin werden solche Fälle immer häufiger Wirklichkeit werden lassen. Auch mir droht dieses Horrorszenario. Das macht Angst.

Würde trotz Abhängigkeit

Ich bin eingebunden in ein lückenloses System und pausenlos angewiesen auf fremde Hilfe. Trotz dieser totalen

Abhängigkeiten bleibt der Anspruch auf Selbstbestimmung. Einem Bettler gleich kann ich sie nicht selbst erwerben, ich muss sie nehmen, wenn sie mir gewährt wird.

Ich weiß, mein Überleben ist im medizinischen Sinn möglich. Doch das allein genügt mir nicht. Wesentlich bleibt die Wahrung meiner Würde. Und die Erfüllung dieses Anspruchs ist nicht selbstverständlich. Mein hilfloser Zustand birgt ständig das Risiko von Verletzungen und Übergriffen. Oft fühle ich mich grundsätzlich in Frage gestellt. Die dauernde Angst vor dem endgültigen Verlust der Würde ist unglaublich ermüdend und mag der Grund sein, weshalb ich gerade heute nicht mehr länger leben möchte.

Tapferkeit und seelische Not

Man hat mich zur Heldin gemacht. Trotz schwerer Krankheit sei ich erhobenen Hauptes meinen Weg gegangen und unerschrocken ans Licht der Öffentlichkeit getreten, als sei nichts dabei. Mit diesem Bild muss ich leben und alles durchstehen. Aber auch ich will nicht immer tapfer sein. Und wenn ich es mir recht überlege, kann ich es eigentlich gar nicht mehr. Es gibt in meiner Lage keine Fluchtmöglichkeiten. Die Wahl zwischen Tapferkeit und Feigheit besteht nur noch in der Theorie, nicht mehr in der Wirklichkeit. Vonseiten des Pflegepersonals höre ich manchmal, aus der Heldin von einst sei eine Versagerin geworden. Sie sagen abschätzig: «Jetzt will sie sterben.»

Das Urteil Außenstehender erweist sich oft als hart und ungerecht. Typisch ist folgende Geschichte. Ein Mitpatient, der auch an ALS litt, war starker Raucher, obwohl er kaum mehr atmen konnte. Er verzichtete auf die Tracheotomie und wählte die Maskenbeatmung (Luftzufuhr über Mund und Nase). Damit nahm er ganz bewusst eine Verkürzung seiner Lebenserwartung in Kauf. So kam er unfreiwillig zu der zweifelhaften Heldenrolle, die zuvor mir zugeteilt worden war, was ihm in keiner Weise behagte. Einige, die von meinen früheren öffentlichen Aktivitäten im Zusammenhang mit der ALS-Problematik keine Ahnung hatten, nahmen Partei für ihn. Sie sagten: «Seht, wie dieser arme Mann tapfer ist. Die Sonja aber, die spinnt. Sie ist eine Versagerin. Zuerst will sie unter allen Umständen leben, und nun macht sie schlapp und will sogar sterben.» Sie wussten scheinbar nicht, dass ich seinerzeit ja ebenfalls vor dieser schweren Entscheidung gestanden hatte – Tracheotomie oder schneller Tod. Inzwischen ist der Mann zu meinem tiefen Bedauern gestorben.

Traurigkeit

Immer häufiger bin ich traurig. Alles ist schwieriger geworden. Die Menschen um mich herum nehmen mich aber nicht so wahr. Wollen sie es einfach nicht sehen? Oder strahle ich etwas anderes aus? Dass ich, wie man mir immer wieder sagt, munter in die Welt blicke, ist ungekünstelt, nicht Fassade. Ich denke, dass ich mein Inneres zeige, wie es tatsächlich ist. Doch kann es sein, dass ab und zu vielleicht doch unbewusst in meiner positiven Haltung der Wunsch obsiegt, die mich liebenden Menschen nicht noch zusätzlich traurig zu machen. Absichtlich verstellen will ich mich sicher nicht.

Kürzlich bekam ich Besuch von meinen Eltern. Mutter schien mir eigenartig gefasst, gereift. Sie gab mir zu verstehen, dass sie jetzt bereit sei, mich gehen zu lassen: «Sonja, willst du gerne bei Großmutter sein?» Immer wenn mich Mutter anschaut, bin ich getröstet. Wenn Vater dabei ist und wir über das Sterben sprechen, steht er auf und geht weg. Er will sich ein wenig die Beine vertreten. Das macht mich traurig und tut mir weh, weil es ihm so weh tut. Vaters Gehör reicht nicht mehr aus, um meine Worte zu verstehen (es hat wohl aufgrund seines Berufs als

Schreiner gelitten). Anders als Mutter kann er auch nicht gut von meinen Lippen lesen. Sie muss übersetzen, was beide belastet. Hingegen schreibt er mir SMS, vor allem wenn es um etwas Sachliches geht. So weiß er immer, wenn etwas nicht klappt oder wenn ich etwas benötige. Vater bleibt jedoch einsam mit seinen Gedanken und verschlossen. Trotzdem schätze ich seine etwas andere Art des Umgangs mit meinem Leiden und Sterben sehr. So besuchte er vor kurzem einen Friedhof, um einen schönen Platz für mich zu finden. Das ist es, was er für mich tun will und auch tun kann.

Liebe

In Offenheit

Über das Thema Liebe will ich unbedingt und in aller Offenheit sprechen. Meine Lage darf kein Hindernis sein, um Intimes preiszugeben. Vielmehr hoffe ich, dadurch noch an Glaubwürdigkeit zu gewinnen. Ich habe schließlich nichts zu verlieren.

In den letzten anderthalb Jahren – und ganz besonders in diesen Tagen – habe ich mich in Gedanken viel mit einem Mann beschäftigt. Als ich zwischen 22 und 25 Jahre alt war, bestand mit ihm eine enge Verbindung. Er war meine große Liebe. Obwohl er an schwersten Depressionen litt und zudem noch zuckerkrank war, war ich mir sicher: Das ist der richtige Mann für mich. Auch er wusste nur zu gut, wie schwer krank ich war. Ihm machte es aber nichts aus, dass ich auf den Rollstuhl angewiesen war. In unserer Beziehung stimmte eigentlich alles. Doch dann wurde es mir auf einmal zu eng. Ich hielt es nicht mehr aus und brach unsere Beziehung ab. Ich wollte nicht davonlaufen, vielmehr einfach frei bleiben. Einige Wochen später nahm er sich das Leben. Er war ein extremer Pessimist –

ganz im Gegensatz zu mir. Sein Menschenbild war dementsprechend düster und schlecht. In seinem Abschiedsbrief schrieb er, dass er weder mir noch meinem Freundeskreis oder seinen Eltern irgendeine Schuld anlaste. Ich rechne irgendwie damit, ihm bald zu begegnen. Ich denke mir aus, wie ich ihm gegenübertrete und alles noch einmal besser erkläre, vor allem mein damaliges Bedürfnis nach einer positiven Perspektive. Ich bin immer noch der Meinung, es war richtig, diesen Anspruch nicht einfach ignoriert zu haben. Schuldgefühle habe ich keine.

Vor wenigen Monaten ist es mir wieder passiert. Es knisterte und funkte. Ja, das gibt es immer noch. Ich wurde von einem Mann besucht, der mich auf diese ganz spezielle Art faszinierte. Es kam zu Worten, aber zu keinen Berührungen. Beide Seiten trauten sich nicht, nicht einmal andeutungsweise. Ich weiß, dass jede gemeinsame Zukunft von vornherein chancenlos und illusorisch wäre. Es fehlt jede Aussicht auf eine erfüllende Beziehung. Sich einlassen hieße in meiner Lage nur noch sich weh tun. Ich stufe Nächstenliebe deshalb sicher höher ein als erotische Liebe. So ist mir auch die Beziehung zur Familie immer wichtiger geworden – auch wenn das, zugegeben, nicht dasselbe ist wie eine Partnerschaft. Zudem sind die familiären Bindungen schwer belastet. Es zerreißt mir fast das Herz, wenn ich daran denke, dass mich meine kleine Nichte, mein Patenkind, später nur noch vom Hörensagen kennen wird. Die Vorstellung, ich müsste eigene Kinder zurücklassen, ist mir fast unerträglich. So bin ich letztlich sogar dankbar und froh, allein geblieben zu sein.

Sexualität

In diesem Stadium, oder sagen wir ohne Beschönigung: in der Zeit meines Sterbens, ist die Sexualität in weite Ferne gerückt. Sie ist so gut wie inexistent geworden. Alle Lust ist gewichen. Ich brauche sie nicht mehr, nicht einmal in meinen Träumen. Sexuelle Gedanken sind schon lange unscharf, ja nichtig geworden – wie eine vom Schiff aus beobachtete Uferlinie, die allmählich mit dem Meeresspiegel verschmilzt und sich endlich darin auflöst.

Während meiner häufigen Aufenthalte in Institutionen für chronisch Kranke haben sich viele Gespräche um dieses heikle Thema gedreht. Sexualität ist dort weder bei Frauen noch Männern ein Tabu. Leider wird für mein Empfinden der Sexualität zu viel Platz eingeräumt, sei es in den Medien oder auch in den Wissenschaften. Die damit verbundene Aufdringlichkeit stört mich, und im Endeffekt bin ich überzeugt, dass für das Lebensglück die Sexualität nicht das Wichtigste ist.

Meine intimen Phantasien gehören einem Gegenüber, das mich mit dem Herzen sieht. Davon erhoffe ich mir wirkliche Glücksgefühle. So gesehen ist auch der Wunsch nach einem Lebenspartner noch nicht erloschen, auch wenn er mir versagt bleiben wird. Ich hätte gerne eine eigene Familie mit Kindern gehabt. Stattdessen musste ich lernen, mit Entbehrungen zu leben – bis zum heutigen Tag ein schmerzlicher Prozess.

Gott hat Adam und Eva füreinander geschaffen. Sie verkörpern eine Art höherer Zweisamkeit, die über reine Sexualität und Fortpflanzung hinausweist. So gesehen bin ich unvollständig geblieben. Mit anderen Worten: Ich bin wie eine Eva, welcher der Adam fehlt.

Weiterleben

Motive

Mittlerweile freue ich mich auf den Abend. Das war früher anders. Ich konnte nicht genug vom Tag bekommen. Auch schlafe ich jetzt länger und gerne. Beim Einschlafen wünsche ich mir, dass ich den Morgen erlebe. Und ist er dann da, bin ich froh und dankbar. Sollte mich der liebe Gott aber nicht mehr erwachen lassen, ist es mir auch recht.

Das bewusste Leben ist für mich auf wenige Stunden täglich zusammengeschrumpft. Oft kommen mir Zweifel am Sinn des Ganzen. Meine Aufgabe scheint nur noch im nackten Überleben zu bestehen. Das ist nicht erfüllend.

Die Entscheidung, alle verfügbaren Möglichkeiten von Medizin und Pflege auszuschöpfen, war wesentlich bestimmt durch meine Neugier. Ich wollte keine Erfahrung auslassen. Die Angst vor dem Sterben spielte dabei keine Rolle. Auch wurde ich nicht beeinflusst, weder von der Familie noch von Freunden oder den Ärzten. Es gab keinen Zwang, eher unbekümmerte Zustimmung. Richtig ernst wurde es bei der Frage Tracheotomie ja oder nein. Alles war völlig offen und meine Entscheidung wohlüberlegt und frei.

Unkenntnis

Der Wille, unter allen Umständen weiterzuleben, war das Resultat meiner Unkenntnis. Daran gibt es nichts zu deuteln. Heute sehe ich vieles ganz anders. Wer vielleicht eines Tages vor die gleiche Wahl gestellt ist, sollte die Folgen des Machbaren in der heutigen Medizin gut bedenken.

Wäre mir das Maß all der schmerzhaften Untersuchungen und Behandlungen voll bewusst gewesen, ich hätte sie nicht über mich ergehen lassen wollen. Gab es früher ein unzweifelhaftes Ja zum Leben, ist es heute ein Nein. Ich mache aber den Ärzten keinen Vorwurf. Ihre Informationen haben sich als durchaus zutreffend erwiesen. Mir fehlte es ganz einfach an der Vorstellungskraft. Etwas zu denken und etwas zu erleben sind zwei grundlegend verschiedene Dinge. Klagen hilft nichts. Ich muss nach vorne schauen. Wichtig ist mir aber, dass Betroffene meine Meinung dazu ohne Beschönigung erfahren.

In Unkenntnis war ich auch in Bezug auf die Familie. Jahrelang dachte ich, dass meine Angehörigen mich nicht verlieren wollen. Sie waren aber, was mein Sterben anbelangt, schon viel weiter. Ich hatte mich getäuscht. Vielleicht wollte ich mein ideales Familienbild nicht zerstören. Damals, als ich an der Sepsis litt, stand Mutter am Bett und sagte: «Ich kann dich gehen lassen, wenn du willst.» Mir wurde auf einen Schlag bewusst, dass meine Lieben ohne mich leben können.

Eigendynamik

Die technischen und logistischen Leistungen von Medizin und Pflege sind enorm. Alles entspricht meinen Bedürfnissen, und doch gerate ich darüber in immer größere Zweifel. Vorstellung und Wirklichkeit fallen Schritt um Schritt weiter auseinander. Wie hätte man mir auch im Voraus erklären können, wie sich ein Leben in totaler Abhängigkeit anfühlt?

Von außen gesehen hat mein letzter Lebensabschnitt mit der Tracheotomie begonnen. Doch wurde schon viel früher eine unsichtbare Grenze überschritten. Die moderne Medizin besitzt eine Eigendynamik. Die beteiligten Personen werden, ob sie wollen oder nicht, ob sie informiert sind oder nicht, in einen perfekt funktionierenden Apparat hineingezogen. Einmal in diese schicksalhafte Mühle geraten, wird man gründlich verdaut.

Ich und mein gelähmtes Fleisch sind Teil eines künstlichen Systems geworden. Das klingt brutal. Mildernd kann man immerhin sagen, alles läuft so perfekt wie ein Schweizer Uhrwerk.

Philosophisches

Sein oder Nichtsein ist für mich eins geworden. Die Frage nach dem Unterschied ist nichtig. Es gibt kein «Ich bin» oder «Ich bin nicht». Ohne Trauer oder Verbitterung kann ich sagen, dass mir das Nichtsein nichts mehr bedeutet. Intuitiv weiß ich, dass ich heute erreicht habe, was ich eigentlich wollte, was mir letztlich zugedacht war.

Schon als Kind habe ich mich zum Erstaunen der Erwachsenen mit schwierigen Fragen beschäftigt. Die Krankheit hat das Denken nochmals beschleunigt. Meine Einsichten sind jenen, die mich gut kennen, nicht fremd. Vielmehr entsprechen sie ihren Erwartungen.

Meinungsbildung

Eine klare und fundierte Meinung braucht umfassende Informationen. Ich hoffe, dass meine Erfahrungen und Eindrücke, die in dieser Form vielleicht einzigartig sind, einen Beitrag dazu leisten – sei es auch nur ein Mosaiksteinchen. Der Grat zwischen Leben und Tod ist schmal. Entscheidungen für das eine oder das andere bewegen sich auf dünnem Eis. Die Frage, ob dieser letzte Entschluss wirklich mir allein gehört, bleibt für mich offen. Die Zeit ist für eine Antwort noch nicht reif. Gewiss ist allein, dass in dieser ausweglosen Lage die Würde meiner Person immer gefährdet bleibt. Die mich umgebenden Menschen tun, ob ich will oder nicht, das Ihre dazu.

Perspektiven

Ich möchte gerne weiterleben. Vorausgesetzt, die Pflegesituation bleibt stabil und der zwischenmenschliche Kontakt liebevoll. In Konfliktsituationen wird mir aber schnell alles total zuwider. Dann ist nicht die Krankheit das Problem, sondern die Art und Weise, wie man mit mir umgeht. Ich weiß, dass das auch an der Situation liegt. Was die Medizin ermöglicht, ist schlicht eine Überforderung für die Pflege. Man ist eigentlich noch viel zu wenig auf den Problemfall «Sonja» vorbereitet. Dazu kommen psychologische und finanzielle Defizite im Umgang mit Langzeitbeatmeten. Dringend nötig wären ethische Haltepunkte. Doch sucht man sie bis heute vergeblich – und das in einem Bereich, in dem es um Leben und Sterben geht.

Palliativtherapie

Wendepunkt

Die dramatische Verschlechterung meines Zustands, insbesondere die rapide Zunahme der Lähmungen, markierte einen Wendpunkt. Ich befinde mich seither in der finalen Phase oder – in der Fachsprache – im Stadium der Palliativtherapie. Mein Entschluss dazu reifte in einem schmerzlichen, sich über Monate hinziehenden Prozess. Palliativtherapie bedeutet, dass im Fall einer Krise nicht mehr das ganze Arsenal medizinischer Maßnahmen zum Zug kommen soll. Diesen Verzicht habe ich nach eingehenden Absprachen mit den Ärzten bekanntgegeben. Künftig wird man sich auf die Schmerzlinderung und die Behandlung anderer belastender Symptome beschränken. Ziel ist eine bestmögliche Lebensqualität bis zum Ende.

Eine Konsequenz dieses Entscheids ist beispielsweise der Verzicht auf eine Grippeschutzimpfung, die ich früher jeweils von meinem Hausarzt bekam. Nach einem Gespräch mit dem Klinikarzt wurde auch schriftlich festgehalten, dass ich nicht mehr reanimiert werden möchte. Ich habe mit dem Leben abgeschlossen.

Unterschiedliche Auslegungen

Die Umsetzung der Palliativtherapie bereitet natürlich Schwierigkeiten. Die Verständigung über meine Wünsche und Vorstellungen ist nicht einfach. Es wäre zu schön, um wahr zu sein, wenn Schmerzen und Leiden von allen gleich aufgefasst würden. Stattdessen gibt es ganz unterschiedliche Meinungen. So habe ich oft das Gefühl, dass den Worten der Pflegenden keine Taten folgen. Diese verbale Abfertigung tut weh.

Selbstverständlich gibt es hier einen großen Spielraum. Voraussetzung ist aber die Bereitschaft für offene und faire Gespräche. Zudem lässt man mich immer wieder spüren, dass ich am kürzeren Hebel sitze. Früher bezog sich der Begriff «palliativ» nur auf Patienten, die in absehbarer Zeit starben, beispielsweise mit einem Krebsleiden im Endstadium, oder dann auf Patienten im Langzeitkoma, beispielsweise mit einem irreversiblen Hirnschaden. Heutzutage gibt es aber in der Palliativtherapie immer mehr Patienten mit einer unabschätzbaren, ja bisweilen sogar fast normalen Lebenserwartung. Ich denke neben der unfallbedingten Rückenmarkverletzung (Tetraplegie) in erster Linie natürlich an die ALS. Diese Fälle werfen ganz neue Fragen auf. Die Betroffenen sind nicht nur bei vollem Bewusstsein, sondern auch in der Lage, sich wohlüberlegt zu äußern, etwa über ihre Lebensqualität oder ihren Wunsch zu sterben. Was heißt hier Recht auf Selbstbestimmung? Wie kann die offensichtliche Urteilsfähigkeit respektiert und in Handlungen umgesetzt werden? Da hilft kein schematisches Vorgehen mehr. Die Palliativtherapie muss von Fall zu Fall neu überdacht werden. Es besteht ein riesiger Bedarf an Diskussion und Erfahrungsaustausch.

Eine besondere Schwierigkeit im Umgang mit Langzeitbeatmeten ist das stete Auf und Ab. Die Befindlichkeiten ändern sich, die Bedürfnisse sind wechselhaft und unvorhersehbar. Die Türe darf den Betroffenen nicht ein für alle Mal vor der Nase zugeschlagen werden. Palliativtherapie bleibt immer Option – nicht Verdikt.

Konkret gibt es ständig Auseinandersetzungen über den Umfang der palliativen Maßnahmen. Ist eine EKG-Untersuchung, die einer besseren Medikation dient, noch notwendig? Wie viele Gespräche mit dem zuständigen medizinischen und pflegerischen Personal braucht es bei einem Patienten, der nicht heilbar ist? Und warum sollen überhaupt Medikamente verabreicht werden, die womöglich noch viel kosten? Ich fühle mich oft als eine Patientin der Sonderklasse, weil die Meinungen über den angemessenen Umgang mit meiner besonderen Lage noch viel zu oberflächlich sind – und das ist harmlos ausgedrückt.

So bestehen Meinungsverschiedenheiten auch bezüglich des Einsatzes von Antibiotika, beispielsweise bei einem banalen Harnwegsinfekt. Ein Verzicht könnte den Tod bedeuten. Ein behandelnder Arzt meinte, dass eine solche Unterlassung bereits als aktive Sterbehilfe zu deuten sei. Dafür würde er keine Hand bieten. Ich bin nicht unbedingt seiner Auffassung. Einmal kam es schon zu einer vergleichbaren Situation. Bei der Behandlung einer Lungenentzündung wurde mir – mit meiner Einwilligung – nur ein einfaches Antibiotikum verordnet, obschon wirksamere Substanzen zur Verfügung gestanden hätten. Die Lebenserhaltung war in diesem Fall nicht mehr das Hauptziel. Ich habe dennoch überlebt. Unerlässlich bleibt der Einsatz von Antibiotika dort, wo ein Verzicht zu unnötigem Leiden oder unerträglichen Schmerzen führen würde. Hier sind sich die Ärzte wohl ziemlich einig.

Unbekannte Grenzen

Alles bleibt unwägbar. Niemand weiß, ob sich aus einem leichten Infekt, der unbehandelt bleibt, eine tödliche Komplikation entwickeln wird. Oft zweifle ich an der Richtigkeit meiner Entscheidungen. Es gibt keine klaren Grenzlinien, an denen man sich orientieren könnte. Inzwischen bin ich mir aber sicher, dass ich bei einem Herzversagen keine Maßnahmen wünsche. Schwieriger ist der Umgang mit Morphium, das Ängste und Schmerzen wirksam lindert, aber auf seine Weise blöd macht und die Kritik- und Urteilsfähigkeit einschränkt. Ich bin damit sehr zurückhaltend, weil ich unbedingt klar im Kopf bleiben will.

In dieser Grauzone von Leben und Tod ist eine Übereinstimmung zwischen mir und den Pflegeverantwortlichen kaum denkbar. Ich will auch in diesem Stadium in jedem Fall meine Autonomie wahren und bei allen palliativen Maßnahmen mit entscheiden. Sie aber wollen in allem so zurückhaltend wie nur möglich sein. Hier zeigt sich die Schwierigkeit im Umgang mit ALS. Trotz schwerster Lähmungszuständen und ständiger Todesnähe kommt es nicht einfach – wie bei vielen anderen Erkrankungen – zum Erlöschen von Wille und Widerstandskraft. Ich habe nach wie vor einigermaßen klare Vorstellungen von meinen Bedürfnissen. Letztlich aber, und daran trage ich schwer, habe ich keine Möglichkeiten, meinen Forderungen Nachdruck zu verleihen. Mir sind buchstäblich Arme und Beine gebunden. Wenn man sagt, ich könne ja, wenn es mir nicht passt, gehen, dann ist das nur zynisch. Zumal ich aufgrund der benötigten Hightech-Pflege weitherum keine Alternativen habe.

Todesnähe

Ich spüre die Nähe des Todes ohne Unterbruch. Er ist allgegenwärtig. Ein Gesunder wäre an diesem Abgrund wohl kaum guter Dinge, ja vielleicht würde er sogar daran zerbrechen. Ich stelle mir vor, dass jemand mit Selbstmordgedanken lieber ein Ende mit Schrecken hätte als einen Schrecken ohne Ende – wie bei mir. Ich bin wie eine zum Tode Verurteilte, die in der Zelle auf ihren letzten Gang wartet. Und dieses ohnmächtige Warten ist fast unerträglich, so dass man ein Ende geradezu herbeisehnt. Der Tod bekommt die Gestalt der Erlösung.

Ganz zuletzt muss ich mich auf die Kompetenz und das Mitgefühl meiner Nächsten verlassen. Es bleibt mir keine andere Wahl, als darauf zu vertrauen, dass mein mutmaßlicher Wille respektiert und richtig gedeutet wird.

Sterben

Bereit

In diesen Tagen denke ich kaum ans Sterben. Ich weiß nur, dass ich bereit bin. Die Patientenverfügung steht. Lange Zeit wollte ich einfach um jeden Preis überleben. Ich sah immer Licht am Ende des Tunnels, Tag für Tag. Das hat sich geändert – endgültig und bewusst. So richtig klar ist mir die Unausweichlichkeit des eigenen Todes in dem Moment geworden, als der Neurologe von einem Übergang der PLS in eine ALS sprach. Damit erreichte ich ein neues, letztes Stadium. Alle Zeichen deuten nun auf einen rasch progressiven Verlauf hin. Ich habe selbst bemerkt, dass sich mein Zustand in jüngster Zeit stetig verschlechtert und ich mich immer weniger gut anpassen kann. Ich bin unaufholbar in Rückstand geraten. Das bewirkt Resignation. Meine Vorbereitungen auf das Sterben dulden keinen weiteren Aufschub. Das Ende des Tunnels ist aber nicht pechschwarz geworden, es hat sich lediglich dunkel verhüllt.

Wende zum Guten?

Lange habe ich immer noch auf eine Wende gehofft. Ich überlegte mir sogar, ob ich die Tracheotomie durch Vernähen der Luftröhre rückgängig machen sollte, um alles Weitere dem Schicksal zu überlassen. Der zuständige Arzt riet mir davon ab. Er hätte es aber für mich gemacht, wenn ich es unbedingt gewollt hätte. Mit dem raschen Fortschreiten der Krankheit in den letzten Monaten ist meine Hoffnung auf ein langes Weiterleben endgültig geschwunden.

Unrealistischen Prognosen habe ich aber zu keinem Zeitpunkt Glauben geschenkt. Ich brauchte mir nie etwas vorzumachen. So zweifelte ich auch nicht an der Richtigkeit der Diagnose und der damit verbundenen Ausweglosigkeit. Einen vernünftigen Haltepunkt fand ich dennoch – vielleicht sogar bis heute. Wäre es nicht möglich, dass der medizinischen Forschung im letzten Moment noch ein Durchbruch in der Bekämpfung der ALS gelingt? Mit dem Entschluss zur Tracheotomie wollte ich nicht bloß überleben, sondern auch Zeit gewinnen. Ich machte mir schon damals keine Illusionen, wollte mir aber diese allerletzte Chance nicht entgehen lassen.

Tiefpunkte

Ich bin von Natur aus ziemlich ausgeglichen. Auch in der Krankheit ist meine Haltung meist bejahend geblieben. Doch kein Mensch ist gefeit vor Schwankungen. Einen wirklichen Tiefpunkt hatte ich vor gut drei Jahren. Die Pflegesituation belastete mich stark. Die Beatmungsmaschine war schlecht eingestellt, und zudem warf man mir auch noch vor, ich sei verkrampft. Man beförderte mich mit meinem Einverständnis in ein künstliches Koma in der Hoffnung, ich würde mich dann schon entspannen. Als ich wieder erwachte, musste man mich vor mir selbst schützen. Ich hatte mir das Gesicht zerkratzt und die Infusionen herausgerissen. Umbringen wollte ich mich aber nicht.

Einmal lag am Boden meines Aquariums ein offensichtlich mit dem Tod ringendes Fischlein. Es war orangerot und zuckte stundenlang. Ich konnte damals die Arme noch etwas gebrauchen und fing das leidende Tier mit einem kleinen Netz. Dann zog ich das Fischlein an die Luft, damit es sterben konnte. Ein zufällig anwesender Pfleger protestierte und sagte: «Was fällt dir ein!»

Vor einiger Zeit überkam mich eine große Mutlosigkeit. Ich sagte zum Arzt, dass ich nicht mehr könne und sterben möchte. Da wurde er wütend. Seine aufrichtige Betroffenheit berührte mich sehr.

Kürzlich gestand ich dem Hausarzt, ich würde aus dem Fenster springen, wenn ich nur könnte. Doch in Wahrheit wäre ich wohl zu feige. Mir fehlte der Mut. An was sollte ich denn sterben? Pulsadern aufschneiden? Tabletten schlucken?

Es kam auch schon vor, dass ein Telefon meiner Mutter eine Krisensitzung auslöste. Ich fühlte mich in meinem Wunsch zu sterben von den Verantwortlichen nicht ernst genommen. Darüber hinaus hatte mich eine Nachtwache sehr schlecht behandelt. Man glaubte mir nicht. Ich war sehr froh, dass Mutter mir zur Seite stand und auch meinen Entschluss zur Palliativtherapie uneingeschränkt unterstützte: «Sonja hat sich für diesen Weg entschieden. Wenn ihr das nicht verstehen wollt, dann verstehe ich die Welt nicht mehr.»

Es gab und gibt immer wieder Situationen, die in mir den Gedanken aufkeimen lassen, den Beatmungsschlauch wegzuziehen. Einfach allem entrinnen!?

Wozu das Ganze?

Müsste ich Bilanz ziehen, würde ich zunächst wohl die Stirne runzeln (die mimische Muskulatur funktioniert noch). Dank der modernen Medizin kann ich noch für meine Nichte da sein. Das ist ein unbezahlbarer Gewinn. Ich bin überzeugt, es lohnt sich, tagtäglich für solche Freuden zu kämpfen – auch wenn es äußerst kräftezehrend ist. Andererseits plagen mich alltägliche Sorgen. Dazu gehört die Auseinandersetzung mit der Krankenkasse. Wer finanziert mein kostspieliges Überleben? Wer mein Sterben? Ich weiß nicht genug, um vernünftig damit umzugehen.

Hoffnungen

Alle Hoffnungen, die das Leben betreffen, sind zu einem Ende gekommen. Was bleibt, ist die Aussicht auf ein würdevolles Sterben und ein Weiterleben nach dem Tod. Und dann hoffe ich auch, dass mich die Mitmenschen in Erinnerung behalten. Neben Familie und Freunden gilt dies auch besonders für die ALS-Kranken, denen ich meine Erfahrungen hinterlassen kann. Wenn ich beim lieben Gott bin, hoffe ich auf ein Lebenszeichen – hat es nicht soeben geblitzt und gedonnert?

Reden vom Sterben

Viel wird geredet übers Sterben. Für die Mediziner geht es dabei um die Zeit mehr oder weniger unmittelbar vor dem Tod. Für mich beginnt dieser Prozess viel früher, nämlich dann, wenn einem das Sterben wichtiger wird als das Leben. Ich habe diese letzte Schwelle längst überschritten. Das zeigt sich auch daran, dass ich mehr und mehr vom Sterben spreche. Meine geistige Klarheit zwingt mich zur Auseinandersetzung – egal, ob ich will oder nicht.

Erfüllbares – Unerfülltes

Die Chance, in einem Jahr noch zu leben, schätze ich auf etwas mehr als fünfzig Prozent. Das ist aber nur eine Wahrscheinlichkeitsrechnung. Auch zweifle ich, ob ein Überleben überhaupt wünschenswert ist. Das hängt stark von äußeren Faktoren ab. Bezogen auf die heutige Situation hätte ich große Bedenken. Was müsste geschehen, um mein jetziges Dasein wirklich lebenswert zu machen? In dieser Frage fühle ich mich oft allein gelassen. Mein Fall fällt aus allen sozialen Kategorien. Freunde und Bekannte halten für mich zwar Ausschau nach einem optimalen Pflegeplatz, doch existiert ein solcher vielleicht noch gar nicht. Mir geht es hier weniger um das Problem persönlicher

Unzulänglichkeiten als vielmehr um das Anprangern eines grundlegenden Defizits im Umgang mit dauerbeatmeten ALS-Patienten. Von außen mag der Eindruck entstehen, dass alles Mögliche getan wird. In Wirklichkeit aber wird an den Bedürfnissen vorbei gehandelt. Man müsste nicht nur das Personal auswechseln, sondern mit einem ganz neuen Konzept anfangen. Das tönt hart und undankbar, ist aber nicht so gemeint. Auch muss ich zugeben, dass mir die dringend notwendigen Korrekturen selbst noch zu wenig klar sind. Es fehlt vor allem an Erfahrungsaustausch zwischen den ALS-Kranken und ihren Pflegenden. Ich hoffe, mit meinen Gedanken dazu Mut zu machen.

Spirituelles

Näher zu Dir!

Die Beziehung zu Gott hat sich verändert. Eine von meinen Großmüttern hatte einen starken Glauben. Das beeinflusste mich sehr. In der Pubertät spielte ich sogar mit dem Gedanken, Nonne zu werden, obwohl ich eigentlich protestantisch war. Als ich später von einer schweren Gelenkentzündung (Polyarthritisschub) heimgesucht wurde, fühlte ich mich von Gott im Stich gelassen. Ich wollte nichts mehr von ihm wissen. Gott war in meinen Augen böse.

Aus Trotz habe ich nie mehr gebetet – bis vor einem halben Jahr. Seither bete ich wieder täglich. Anfangs wehrte ich mich noch. Ich wollte nicht diesem billigen Klischee entsprechen und mich nur aus Not und Verzweiflung an Gott wenden.

Großmutter erzählte mir von einem allmächtigen und unfehlbaren Gott. Offensichtlich habe ich das nicht begriffen. Heute weiß ich, dass wir Menschen nicht größer sind als Gott. Er ist für mich das maximal Denkbare.

Was ich nicht mache, ist, Gott als Sünderin um Vergebung zu bitten. Ich bin gegen jede Heuchelei. Auch will ich kein Geschäft mit ihm betreiben. Ich bete nicht aus Angst vor der Hölle – die es vielleicht gar nicht gibt. Gott ist nicht dumm. Er weiß, was ich alles falsch gemacht habe. Unsere Beziehung braucht keine Drohungen. So bin ich zutiefst überzeugt, dass er mir verzeiht. Das ist mein Trost.

Das Wissen um diese Güte Gottes nimmt mir die Angst. Immer wieder bete ich: «Lieber Gott, ich bin bereit, du kannst mich abholen.» Ich komme ihm näher, Stunde um Stunde.

Seelsorge

Über viele Jahre kannte ich kein Bedürfnis nach einer seelsorgerischen Begleitung. Mittlerweile ist sie für mich unverzichtbar geworden. Das Spirituelle ist mir heute sehr wichtig. Die Frau Pfarrer hat zum Glück kein Standardprogramm. Sie besucht auch muslimische Patienten. Und sie will nicht einfach mit mir beten. Sie versteht mich, ob ich traurig oder fröhlich bin. Alle Emotionen finden Platz. Manchmal wage ich nicht, den Pflegenden von meinen Schmerzen zu erzählen. Ihr kann ich alles anvertrauen. Letztlich ist aber in jeder liebevollen Begegnung etwas Seelsorgerisches. Das gilt gerade auch für jene Pflegenden, die mir immer wieder von neuem ihre volle Aufmerksamkeit schenken.

Glaube hilft

Der Glaube wird mir von Tag zu Tag wichtiger. Diese Dimension des Unsagbaren ist nicht mehr wegzudenken. Ich stelle mir oft Bilder biblischer Geschichten vor. Besonders gerne mag ich die Schöpfungsgeschichte, Adam und Eva. Ich sinniere darüber, was es mit der Schlange auf sich hat, die von Gott dazu verdammt wurde, für alle Tage ihres Lebens auf dem Bauch zu kriechen. Wie hat sich die Schlange vor der Verdammnis bewegt?

Im Leben habe ich Gott wenig vertraut, im Sterben ist er mir zum entscheidenden Halt geworden. Angesichts meiner schweren Not und der Angst vor dem Sterben ist der Glaube das einzig wirklich Verlässliche. In letzter Gewissheit vertraue ich darauf, dass Gott sich meiner annimmt.

Weg

Mutter erinnert sich, dass ich als Kind immer bei den Erwachsenen sein wollte. Mit anderen Kindern spielte ich nicht so gerne. Als Teenager wollte ich um jeden Preis selbständig sein. Vielleicht ahnte ich bereits, dass ich nicht ein normales Leben vor mir hatte, sondern einen besonderen Weg. Auch jetzt fühle ich mich dem Alter voraus – fast am Ziel.

Ohne Rückkehr

Die Entscheidung für die künstliche Beatmung war endgültig. Der eingeschlagene Weg ist nicht nur unumkehrbar, sondern führte mich auch in ein völlig unbekanntes Land. Wir haben der Natur einen Streich gespielt. Eigentlich von der Krankheit zu einem schnellen Tod verurteilt, bin ich dank den Errungenschaften der modernen Medizin zu einer Langzeitsterbenden geworden. Abgesehen von der Möglichkeit einer schweren Infektion muss ich vielleicht ein natürliches Herzversagen abwarten – womöglich erst in fernster Zukunft.

Nach all den Erfahrungen ist mir klar, dass ich an der nächsten Straßengabel nicht mehr den Weg einer weiteren Lebensverlängerung wähle. So werde ich sicher auch auf das Einpflanzen eines Herzschrittmachers verzichten.

In dieser letzten, zeitlich nicht abschätzbaren Lebensphase wünsche ich mir ein Optimum an Lebensqualität. Ich sehe aber keinen geraden Weg, nur unübersichtliche Kurven und Abzweigungen – der Sterbeprozess ist zu einem Labyrinth geworden.

Ein eigener Weg

Die Gedanken wandeln sich wie das Leben selbst. Aus Unbeschwertheit ist Schwere geworden. Was es heißt, von Kopf bis Fuß gelähmt zu sein, lässt sich durchaus in medizinische Begriffe kleiden, bleibt aber im Kern unvermittelbar. Zu diesen Sphären der Sprachlosigkeit schaffen wohl allein künstlerische Ausdrucksformen einen Zugang.

Der Verlust der spontanen Atmung ist eine unsägliche Erfahrung. Man denke sich einen Taucher, der bis ans Ende seiner Tage an den Meeresboden gefesselt ist, verbunden mit der unerreichbaren Oberwelt durch eine Unzahl von Schläuchen. Das verbleibende Lebensgefühl ist getränkt von der Angst eines menschlichen oder technischen Versagens. Will man nicht wahnsinnig werden, muss man sich in dieser ausweglosen Lage mit blinder Zuversicht betäuben.

Guter (?) Rat

Ich habe mich aus freien Stücken ans Kreuz des Lebens nageln lassen. Ich stehe zu meiner Entscheidung. Ohne Schuldgefühl oder Vorwurf gestehe ich aber, dass ich mit dem Wissen von heute einen anderen Weg einschlagen würde. Mir fehlte damals eine Gewährsperson, die diese schmerzliche Erfahrung bereits hinter sich gebracht hatte.

Will ich andere warnen? Ja und nein. Ich sehe mich als eine Art moderne Forschungsreisende. Mit einer Sichel haue ich in all das Gestrüpp, das die moderne Medizin wuchern lässt. So rode ich Tag für Tag unter großen Qualen einen schmalen Pfad. Mit meinen Aufzeichnungen aus einem unbekannten Land, irgendwo im Grenzgebiet von Leben und Tod, möchte ich dazu beitragen, dass das Leiden und die Möglichkeiten Langzeitsterbender besser bekannt werden. Keineswegs will ich Schicksal für andere spielen. Jeder gehöre sich selbst. Jeder wähle frei.

Anhang

Kleines Glossar

ALS

Amyotrophe Lateralsklerose (= myatrophe Lateralsklerose, Motor Neuron Disease, Lou-Gehrig-Syndrom), chronische Erkrankung des motorischen Nervensystems mit fortschreitenden Muskellähmungen.

Aspiration

Verschlucken mit Blockierung der Luftwege durch Einatmen von Flüssigkeiten oder festen Stoffen, häufig gefolgt von Lungenentzündung.

Demenz

Einschränkung geistiger Fähigkeiten als Folge von Erkrankungen des Gehirns.

EKG

Elektrokardiogramm zur Messung der Herzströme.

Locked-in-Syndrom

Zustand des «Eingeschlossenseins», meist plötzlich und als Folge einer Hirndurchblutungsstörung eintretend, bei erhaltenem Bewusstsein und fast vollständiger Lähmung einschließlich der Sprachorgane. So kann die Verständigung nur noch durch Augenbewegungen erfolgen. «Locked-in» wird auch im Zusammenhang mit ALS gebraucht, deren Lähmungserscheinungen sich jedoch nur allmählich in ähnlicher Weise auswirken können.

Neuron

Nervenzelle.

Palliativbehandlung

Palliative Care. Gesamtheit von Maßnahmen zur Linderung von Beschwerden bei Sterbenden oder Schwerkranken ohne Aussicht auf Heilung, insbesondere auch bei Einsatz gleichzeitig noch lebensverlängernder Maßnahmen.

PEG

Perkutane endoskopische Gastrostomie. Mit Hilfe eines Endoskops durch die Bauchhaut direkt in den Magen angelegte Ernährungssonde, als vorübergehende oder bleibende Maßnahme zur direkten Ernährung über den Magen-Darm-Trakt.

PLS
Primäre Lateralsklerose, Variante von ALS.

Sepsis
Blutvergiftung durch eingedrungene Erreger.

Spastizität
Gesteigerte Erregbarkeit der Muskulatur auf Dehnung, als Folge einer Störung motorischer Nervenbahnen.

Tracheotomie
Luftröhrenschnitt mit Einlegen einer Kanüle bei Blockierung der oberen Luftwege (Erstickungsgefahr), als Notfallmaßnahme oder dauerhafte Einrichtung.

Nützliche Websites im Zusammenhang mit ALS-Erkrankungen

www.als-stiftung.ch

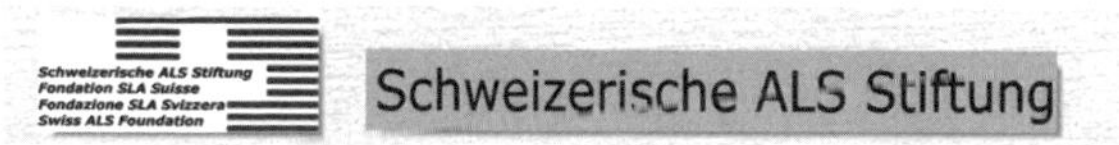

www.als-charite.de

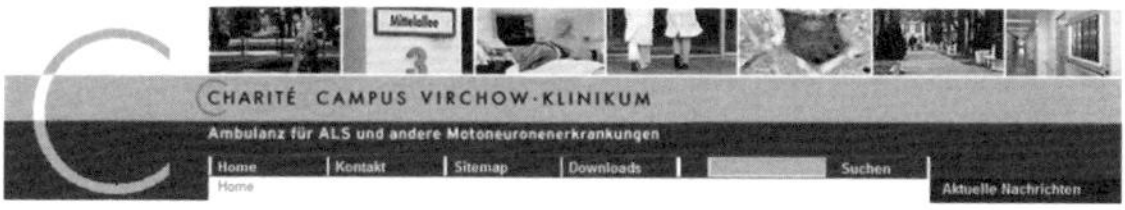

www.dgm.org

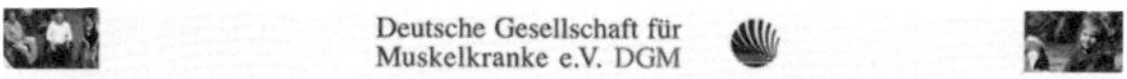

www.muskelkrank.ch

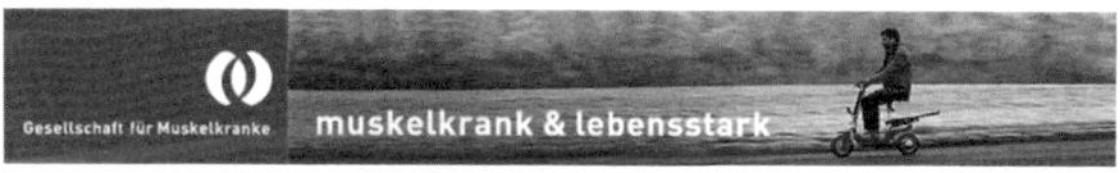

www.neurohelp.ch

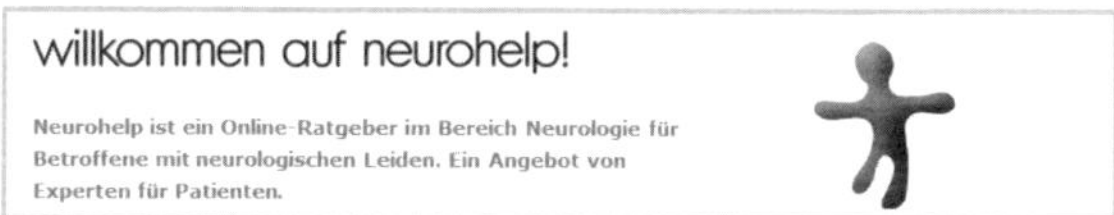

Abriss der Krankengeschichte Sonja Balmers

1972	Geboren am 23. Oktober.
	Im Schulalter Schwierigkeiten beim Turnen und Wandern.
	Den Eltern fällt eine gewisse körperliche Schwäche auf. Als Zwölfjährige offensichtliche Gangstörung. In der Pubertät Beginn regelmäßiger Physiotherapie, drei Knieoperationen.
	Lehre als Damenschneiderin nach einem Jahr abgebrochen.
	Kaufmännische Lehre mit reduziertem Arbeitspensum.
Seit 1992	Wiederholte Krankenhausaufenthalte zur neurologischen Abklärung.
Seit 1996	Auf Rollstuhl angewiesen. Aufgabe der Berufstätigkeit, Vollberentung.
	Definitive Diagnose einer «chronischen Nervenerkrankung».
Seit 1997	Beatmungshilfen.
2001	Diagnose PLS/ALS.
2002	PEG-Sonde.
2003	Tracheotomie. Dauerkatheter.
2004	Hospitalisation für Kleineingriff, schwere Sepsis. Aufgabe der eigenen Wohnung. Beginn der institutionellen Langzeitbetreuung.
Februar 2006	Übergang von PLS zu ALS mit rascher Lähmungszunahme.
Juni 2006	Entschluss zur Palliativtherapie.

Kurzbiografien der Autoren

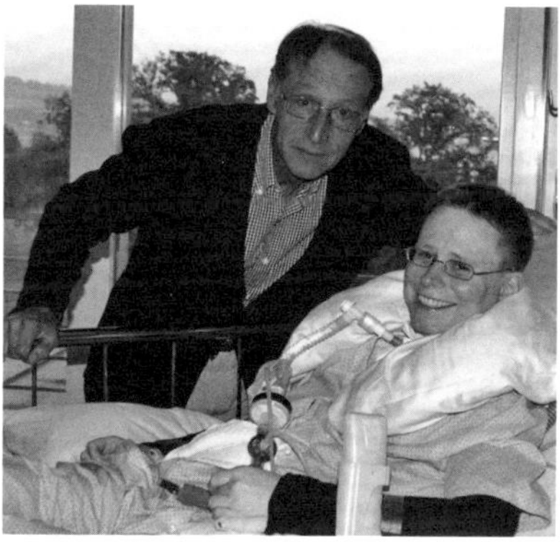

Gerhard Jenzer, geboren 1940, Medizinstudium in Bern, Lausanne und Wien. Promotion über neurochirurgische Maßnahmen bei traumatischer Querschnittslähmung. Als Facharzt für Neurologie FMH langjährige Konsiliartätigkeit in eigener Praxis und an verschiedenen Krankenhäusern. Wissenschaftliche Publikationen und patientenorientierte Informationsarbeit.

Sonja Balmer, geboren 1972 im Kanton Solothurn, absolvierte eine kaufmännische Ausbildung, nachdem sie eine Schneiderinnenlehre krankheitsbedingt hatte abbrechen müssen. Bis 1996 war es Sonja Balmer möglich, teilzeitlich in ihrem Beruf zu arbeiten. Sie ist künstlerisch tätig und bildet sich in Psychologie und Tierpsychologie weiter, wenn es ihr Gesundheitszustand erlaubt. 2001 veröffentlichte sie ihr erstes Buch «Gedanken sind Früchte – Gedichte und Briefe an eine chronische Krankheit»; 2006 erschien «Atemlos – Aufzeichnungen zwischen Beatmungsmaschine, Schläuchen und Computer». Sonja Balmer lebt heute in einem großen Pflegezentrum in Bern Wittigkofen.

Das Signet des 1488 gegründeten
Druck- und Verlagshauses Schwabe
reicht zurück in die Anfänge der
Buchdruckerkunst und stammt aus
dem Umkreis von Hans Holbein.
Es ist die Druckermarke der Petri;
sie illustriert die Bibelstelle
Jeremia 23,29: «Ist nicht mein Wort wie
Feuer, spricht der Herr,
und wie ein Hammer, der Felsen
zerschmettert?»